血证集成

丘和明教授学术经验与传承

主　编◎陈志雄
副主编◎古学奎

SPM 南方出版传媒
广东科技出版社｜全国优秀出版社
·广州·

图书在版编目（CIP）数据

血证集成：丘和明教授学术经验与传承 / 陈志雄主编．——广州：广东科技出版社，2017.5

ISBN 978-7-5359-6704-6

Ⅰ．①血… Ⅱ．①陈… Ⅲ．①血证—中医临床—经验—中国—现代 Ⅳ．①R249-7

中国版本图书馆CIP数据核字（2017）第071081号

血证集成——丘和明教授学术经验与传承

Xuezheng Jicheng —— Qiu Heming Jiaoshou Xueshu Jingyan Yu Chuancheng

策　　划	邓　彦
责任编辑	马霄行
封面设计	友间文化
责任校对	冯思婧　谭　曦
责任印制	彭海波
出版发行	广东科技出版社

（广州市环市东路水荫路11号　邮政编码：510075）

http: //www. gdstp. com. cn

E-mail: //gdkjyxb@gdstp. com.cn（营销）

E-mail: //gdkjzbb@gdstp. com.cn（编务室）

经　　销	广东新华发行集团股份有限公司
排　　版	广州市友间文化传播有限公司
印　　刷	佛山市浩文彩色印刷有限公司

（佛山市南海区狮山科技工业园A区　邮政编码：528225）

规　　格	889mm×1 194mm　1/32　印张9　字数250千
版　　次	2017年5月第1版
	2017年5月第1次印刷
定　　价	38.00元

如发现因印装质量问题影响阅读，请与承印厂联系调换。

血证集成——丘和明教授学术经验与传承编委会

顾　　问	丘和明	

主　　编　陈志雄

副 主 编　古学奎

学术秘书　蓝　海

编　　者　（排名不分先后）

陈志雄　杨洪涌　刘安平　古学奎　胡莉文

蓝　海　丘惠燕　陈　鹏　蔡　宇　张荣华

黄礼明　杨振江　于天启　樊亚威　后　盾

冯　昭　梁　毅　杨宏光　朱玲玲　胡曦月

周晓燕　杨焕斌　潘习龙　朱　敏　曹克俭

陈怡红　孙志佳　许　华　李振波　刘泽银

曾文杰　赵珍品　李宏良　袁斌华

内容简介

丘和明教授长期从事血证研究，为广州中医药大学首席教授、教育部第四届科学技术委员会学部委员、广东省名老中医、全国老中医药专家学术经验继承工作指导老师、享受国务院政府特殊津贴专家。

在长达50余年的医疗、教学、科研生涯中，他融古贯今，运用中医中药防病治病、养生保健，临床上擅用中医理论辨治疑难杂病。其学术思想立根于岐黄仲景理论，兼纳各家学说之精华，重视阴阳平衡、辨证论治，推崇刘河间主火论、朱丹溪阴虚论、张景岳真阴论、叶天士温热论、唐宗海血证论、李中梓的行方智圆心小胆大论，认同人体阴常不足、阳非有余，六气皆从火化等理论，用以指导临床实践，对血证有丰富的临床经验和理论认识。

同时，他刻苦求学、执着实干、善于总结、修养医德的治学态度启迪了后学，促进了中医学术的发扬光大。他的教育理念，使其学术思想得以传承，在血证领域独树一帜。为了整理丘和明教授数十年的学术经验，较好地向广大医疗、教学、科研工作者展示其学术思想全貌，经积极筹划，由陈志雄教授牵头，组织了丘和明教授既往弟子10余人，查阅了大量史料，并结合各自的经验及体会，对丘和明教授50余年的医疗、教学、科研思想进行了整理。许多编写者完稿后，反复核对，几易其稿，并邀请相关专家进行考证、审阅。随后，编写组经反复校对、讨论，集腋成裘，终成此书。

本书由丘和明教授作序，分上编和下编，上编展示了丘和明教授学术思想的原貌，下编为丘和明教授弟子对其学术思想的传承。本书正是对丘和明教授与其弟子学术思想及脉络的梳理，是岭南血证流派的学术精华。

丘和明教授经常说，吾生也有涯，而知也无涯。因此，他对学术的追求永无止境，对待学术的态度非常严谨，要求学生恭谨诚良、实事求是。本书由于作者较多，难免有疏漏之处，望读者谅解并斧正，也希望本书能给大家带来帮助。

本书编写组

2016年5月

序　言

　　光阴如箭，日月如梭，此生倏度八十春秋，从医五十多年，专攻中医内科医、教、研，重点研究血证。当年带教过的学生，热心倡议为老师总结学术经验，出版专著，难以推辞。当年的学生，如今已成长为业界骨干，成为主任医师、大学教授、硕士生导师、博士生导师，学术上多有创新建树，正是青出于蓝而胜于蓝。若云编写著作，何妨既总结老师的临证经验及学术思想，同时又收集学生的实践体验、创新发挥、学术成果，青蓝荟萃。最终获得共识，以上述意向编写本书。

　　人之所病痛疾多，医之所治病道少。病多法少乃医界一大困惑，中医的辨证论治，可作为破解困惑的优选对策，"谨守病机，各司其属"，临证之际，从四诊入手，问望闻切，乃可辨八纲、立八法、选方药。尽管内科病证复杂繁多，但均可从辨证论治中找到对策。临证先分清外感、内伤。外感六淫，则辨析寒热；内伤则结合脏腑病位，辨析气血痰湿虚实，抓住病机关键，指导治疗。多年从事血证研究，对各种出血之症如吐血、衄血、便血、尿血诸症，认同"气盛火旺者十居八九"之论。各种贫血虚劳，多因脾肾亏损；各种血液肿瘤癥积，皆为本虚标实之证，其本虚多属阴虚，其标实多为热毒蕴伏或痰湿、血瘀结聚，具体病证，各有专论。

从医临证，必须谨遵孙思邈《大医精诚》的教导，树立高尚的医德医风，尊重、关心病人，防病治病，救死扶伤，钻研医术精益求精，多临证，多交流，多学习文献，多总结提高。

广州中医药大学第一附属医院血液科师生，情谊深厚，学术上共同攻关克难，逐渐形成学术团队。老朽之年，喜看团队著书立说，乐观其成，以奉献社会。

丘和明

2015.12.20

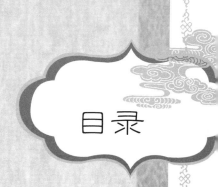

目录

上 编

第一章　丘和明教授简介 / 2

第二章　丘和明教授学术思想与学术精神发微 / 7

第三章　丘和明教授教育教学思想启源 / 34

第四章　丘和明教授科研思想研究 / 43

第五章　丘和明临证思辨特点与学术思想研究 / 59

下 编

第一章　丘和明教授诊治血证急症学术经验与传承 / 78

第二章　丘和明教授治疗咳血、尿血学术经验总结与传承 / 90

第三章　丘和明教授诊治血小板减少性紫癜学术思想与传承 / 121

第四章　丘和明教授诊治再生障碍性贫血学术思想与传承 / 146

第五章　丘和明教授诊治急性白血病学术思想与传承 / 169

第六章　丘和明教授诊治骨髓增殖性疾病学术思想与传承 / 212

第七章　丘和明教授诊治淋巴瘤学术思想与传承 / 233

第八章　丘和明教授养生保健学术思想与传承 / 258

第九章　丘和明教授诊治血证用药规律研究 / 268

上

编

第一章 丘和明教授简介

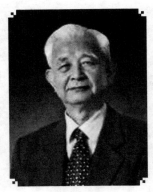

丘和明

丘和明，男，1936年4月生，广东梅县人，大学本科学历，广州中医药大学首席教授，博士生导师。

1963年毕业于广州中医学院中医医疗系专业。1988年获国家中医药管理局"部级有突出贡献专家"称号，1993年被评为"广东省名中医"。为国务院政府特殊津贴专家，全国名老中医药专家传承工作建设项目专家，第三、四批全国老中医药专家学术经验继承工作指导老师，第八届全国政协委员，曾任全国中医急症血证协作组组长，中华中医药学会理事，广东省中医药学会副理事长。

1984年起先后兼任广州中医学院中医系副主任、主任，广州中医学院第一附属医院（第一临床医学院）副院长、院长，1990年起兼任广州中医学院副院长、广州中医药大学副校长职务。

一、血证研究获国家突出贡献奖

丘和明长期从事血证（血液病）临床研究工作，是全国中医血证现代研究带头人之一。从1984年起，他带领团队致力于中医血证研究，先后主持、参与国家级、省部级课题20余项，重点开展上消化道出血、再生障碍性贫血、血小板减少性紫癜、白血病以及其他出血性疾病的中医药防治研究。主持"七五"国家重点科技攻关项目"中医治疗血证急症的研究"及国家中医药管理局科研基金重点课题"辨证论治配合化疗治疗急性白血病的临床与实验研究""紫癜灵治疗原发性血小板减少性紫癜的临床与实验研究"等项目。

丘和明主持的"紫地合剂治疗急性上消化道出血的临床研究"获1987年国家中医药管理局重大科技成果乙等奖，"紫地合剂的开发研究"获1997年国家教育委员会科

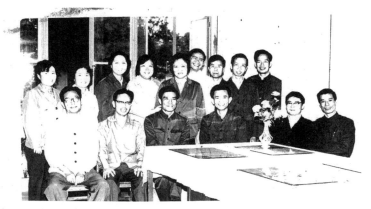

丘和明教授（前排左四）1977年与内科教研室各位老师合影

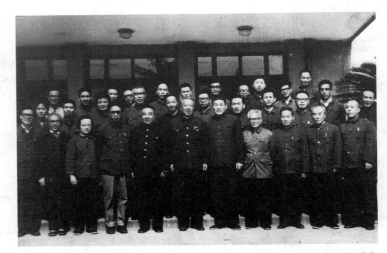

丘和明教授（第二排右二）1979年主编《实用中医内科学》时与全国名老中医合影

技进步三等奖，"血证系列研究"获1998年广东省中医药管理局科技进步一等奖等。研制的成药"紫地宁血散"被批准为国家新药，成为全国中医院急症室必备的中成药之一，是全国最早的血证"产—学—研"结合的典范。

二、积累总结血证的中医辨治规律和理论认识

丘和明从事中医医疗、教学、科研工作五十余载，结合现代科学研究和临床实践体会，总结形成"肝不藏血，血证由生"的血证新理念，提出清肝、养肝、平肝、疏肝四法并用，从肝肾论治、从火论治等学术观点。临证重视阴阳平衡、扶正祛邪，辨证论治，编写了中医血证诊疗规范和优化诊疗方案。注重总结传承岭南中医药特色开展临床工作，结

合岭南人群特点，探求发病规律，强调养生防病。研制出11种血液病专科制剂，包括紫地合剂、紫地宁血散、紫珠草注射液、生血片、紫癜灵片、活髓片、活髓膏、清毒片、养正片、瘀毒清丸等，临床疗效和社会效益显著。

三、创建广东省内首个中医血证专科

1984年，在丘和明的推动下，广州中医药大学第一附属医院成为全国中医急症血证协作组组长单位。1992年该院获国家中医药管理局"中医急症（血证协作组）成绩突出奖"。在其带领和指导下，2002年该院成立血液科，成为全国较早系统开展中医血证及血液系统疾病的临床、教学、科研单位，是广东省中医系统内首家初具规模的、单一专业方向、病房和门诊齐备的血证专科，在省内中医同类学科中处于领先地位。

四、医德高尚，教书育人，桃李满园

早在20世纪80年代，血证患者诊治困难，医疗费用高昂，疗效不佳。丘和明心系群众疾苦，耳闻目睹，深感痛惜，决意致力于中医血证的研究。其医德高尚，深受患者尊敬和爱戴。

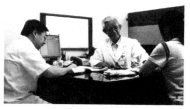

2012年丘和明教授在门诊诊病

　　历年主编《血证要览》《中西医结合血液病治疗学》《中医内科学》等专著，参编《实用中医内科学》等著作。其中《中医内科学》1996年获"国家中医药管理局优秀教材二等奖"。他深入课堂，推进教学改革，积极倡导并创建了全国中医学专业七年制长学制医学教育模式。1982年获广东省高教局"高校优秀教师奖"，1985年被评为"高教战线先进工作者"。先后培养了博士研究生23名，硕士研究生10名，培养学科、学术带头人，学术继承人，优秀中医临床人才等8名，其学术思想对中医内科、中医血证工作者影响深远。

　　丘和明教授的临床和学术思想有两大特征：一是积累总结了中医血证的中医辨治规律和理论认识，二是探索了中医血证的现代研究之路，对中医血证学术的发展起到了较好的示范作用。

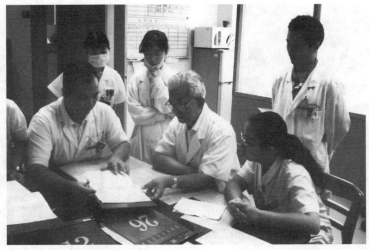

2010年丘和明教授在广州中医药大学第一附属医院血液科指导师承弟子

第二章　丘和明教授学术思想与学术精神发微

传灯千载业，立雪几人知。

——题记

一、缘起

"博士之官为天下宗师，使孔圣之言传而不绝。"
（《汉书·朱浮传》）

自古以来，人类文明发展的历史一再昭示，大至一个民族一个国家，小至一个行业一个族群，必有其发端、成长与兴衰的内在逻辑。而这一发展轨迹，无不与这一民族或行业的学术兴衰息息相关。故晚清重要历史人物张之洞在其传世名作《劝学篇》序里开宗明义道："窃唯古来世运之明晦，人才之盛衰，其表在政，其里在学。"

中医学术自《黄帝内经》肇基，迄于今日，已有两千多年的学术发展史。在经过秦汉、唐宋、金元和明清四个巅峰繁盛时期之后，至新中国成立以后，中医学术亦曾历经多年徘徊曲折。而近三十年来，伴随着世界和中国的现代化进程，中医学术也呈复苏之势。在此背景下，岭南中医血证学派，历经丘和明教授的开创，经过近三十年的薪火传承，无论在临床实践，还是理论创获，或者是人才资源方面，都颇有建树和影响，一时蔚为壮观。是故，回溯其三十余年的发展历程，梳理丘和明的学术思想与理论创获，辨析其学术发展的内在理路，势所必然。

欲梳理和阐发丘和明学术思想的内在理路，必须建基在宏观的历史视野与时代学术背景之上，方能得其要旨与真髓。现代文史通家胡适曾说："今日吾国之急需，不在新奇之学说，高深之哲理，而在所以求学论事、观物经国之术。以吾所观之，有三术焉皆起死之神丹也：一曰归纳的理论，二曰历史的眼光，三曰进化的观念。"（《胡适留学日记》卷三，第一册，第167页，参阅余英时《中国思想传统的现代诠释》）。今世学人刘梦溪亦言："学术思想是人类理性认知的系统化，是民族精神的理性之光；学术思想发达与否是一个民族文化是否发达的标志；既顺世而生又异世而立是学术思想的特点；转移风气、改变习俗，学者之理趣覃思与有不灭之功焉。"（参见刘梦溪《中国现代学术要略》，第5-11页）

那么，究竟何为学术思想？

学术思想是人类通过复杂的理性认知和逻辑推理，对自然、社会和历史现象的观察与本质的认识，而且须有创辟胜解，具备独到性之品格。学术思想之特点，应该是如章学诚所说的"即器以明道"。（参见章学诚《文史通义》）

兹就丘和明学术思想之精粹，略陈管见于次。

二、名门大族多国士

丘和明是当世中医大家，对血证学术复兴，尤其岭南血证流派之创建与发展，功莫大焉。欲探究其思想脉络，得从其成长经历搜寻。

丘和明1936年（农历丙子年，民国二十五年）4月12日出生于东南亚岛国印度尼西亚。其出生之地，尽管隰悬海外，并深受当时印尼政府之抑华排华政治文化影响，但华人社区仍完整承袭了华夏文化和语言习俗之传统。换言之，丘和明甫一出生，即受中华传统文化与海外多元文化之熏习。20世纪50年代初，幼年丘和明随父辈举家迁回乡梓广东梅县，旨在报效母国。丘家世为布衣，却为当地旺族。1954年9月，丘和明入读广东梅县东山中学。该校实为百年名校，近世以降，更是人才辈出，享誉书林，蜚声海外。其校风谨严守道，学子孜孜向学。先生得入名校，亲炙名师，耳濡目染，勤学苦读。稍长即潜心岐黄之术，1957年高中毕业后，参加政府主持之高考，旋即以第一志愿录取，同年秋如愿入读广州中医学院六年制本科医疗专业。该校为全国最早成立的中医药大专院校之一，大家云集，名师辈出，诸如刘赤选、陶宝琛、李仲守、黄耀燊、罗元恺、邓铁涛、刘仕昌、黎炳南等皆为一代名师。寒窗六载，先生沉淫书卷，扎根临床，成绩昭昭。1963年毕业留院后即以内科为业，开始其济世活人、教书育人之路。

尽管中途屡任行政要职，但仍未稍懈于临床与教学实践。

20世纪80年代，适逢中国改革开放，先生顺应时代需求，专注于血证之畛域，可谓殚精竭虑，披肝沥胆，筚路蓝缕，以启山林。三十年来，先生率领三代学人，承前启后，开疆拓土，笔耕不辍，为血证岭南学派之创立与发展用尽心力，硕果累累。三十年来，经先生救治之人，累以万计。为学从医五十余年，先生壁立千仞，弘扬岐黄之业，桃李成蹊。在学术上，先生博洽古今，横览中外；道宗《内》《难》，法取仲景；上溯越人仓公，下逮天士容川，内承岐黄正统，外纳现代西学。内外互参，中西合璧，自成大家。

三、承先启后，学术中兴

近世以来，一代代中医学人，为中医学的生存与发展，殚精毕力，鞠躬尽瘁。从王清任的"医林改错"，唐宗海、张锡纯的"中西汇通"，到谭次仲、恽铁樵、陆渊雷等人的"中医科学化"，以及施今墨等人的"中西互参，各取所长"，正是这种生生不息、绵延不绝的具体体现。处此"乾撼坤岌之际"，在现世的中医学家里，丘和明成为近世中医坎坷遭遇、艰难发展的历史见证人和亲历者之一。

那么，是什么内在的精神与力量在驱使一代代中医学人如西西弗斯神话里的那位滚石巨人一样，执着于维护中医的生存与发展？这应该从他们的文化渊源、价值取向与精神信仰的深处去搜寻。子云："朝闻道，夕死可矣。"事实上，以丘和明为代表的老一代中医学人已经从单纯对中医学的热爱，升华为对"道"的孜孜不倦的追求。

丘和明学术实践所蕴含的内在学术精神和思想理路，至今尚未有人进行挖掘。丘和明丰富的临床经验固然是一笔宝贵的财富，自有其弟子门人竞相整理沿袭，但他的学术精神与思想理路则有着更重要的普适价值，更值得挖掘与探讨。

四、亦儒亦医，其来有自

丘和明早年受教于东山中学，名校名师的熏染，使他打下了坚实的国学根底与人生志向，亦成为他学术生涯的起点。追根溯源，可见其深得儒家文化之要旨，所谓士大夫"先天下之忧而忧，后天下之乐而乐"和"不为良相即为良医"的儒学传统。可以说，丘和明全面承袭了儒家"济世救民"的思想和价值观。综观丘和明全部的思想和生命轨迹，给人明显的感觉，就是他的先天来源就是以儒家文化为主体的价值体系——"为天地立心，为生民立命，为往圣继绝学，为万世开太平"，集中代表了儒家读书济世的价值理念。

儿时的海外经历，中国儒家思想的文化熏陶和家学渊源，构成了丘和明学术思想的基本资源。丘和明生于战乱时期，求学成长于"文化大革命"浩劫时期，目睹了生命的脆弱，文化的毁灭。青少年时期，眼见生灵涂炭，文明毁灭，赤地千里，疠疫流行，怎能不激发起埋藏在心底的强烈民族自尊心和救同胞于水火、挽时局于倒悬的历史责任感？"感往昔之沦丧，伤横夭之莫救，乃勤求古训，博采众方。"（张机《伤寒论·序》）不就是他当时的感受吗？先生早年的经历，促使他将自己的命运同国家民族及中国医学的兴衰存亡紧紧地连在一起。他深知，覆巢之下，安有完卵？个人事小，学术事大。他痛切地感受到，国家兴亡，匹夫有责；中医兴衰，舍我其谁！

他正是从中医乃至传统文化兴衰存亡的大局出发，每每发出慷慨沉痛之音，所谓大音鞳鞳，"大音希声"。

《左传》有云："太上有立德，其次有立功，其次有立言。"丘和明可以说是集三者之成者。纵观其一生的学术轨迹，从早年的孜孜求学、悬壶济世，到中岁的殚思极虑、筚路蓝缕，编撰学术著作《血证要览》《中医名言录》《中医内科学》《中西医结合血液病治疗学》等专著，参编《新编中医学概要》《实用中医内科学》《中医急症医学》等著作，发表医教研论文三十余篇，到海内外讲学，宣扬中医思想，在在都昭显出丘和明对中医兴废存亡的忧患感与使命感。有的人谈发展中医，是站在自己的角度，而丘和明却是站在时代的高度，从中医的长远战略考虑中医的发展与未来。这正是他的过人之处，也是丘和明学术精神的精髓与灵魂。

医本仁心仁术，以救死扶伤、扶厄济贫为己任，故常有"医者父母心"之说。可见为医之神圣，责任之沉重。丘和明淡泊名利，潜心研究学术。他认为，医务工作者必须医术与医德并重，应时刻牢记唐代名医孙思邈的《大医精诚》，钻研医术要精益求精，修养医德要诚心诚意，规范自己的医事行为。同时还要有健康的体格，要有志气和不怕困难的拼搏精神。他将药王孙思邈的"大医精诚"之论工工整整地抄写下来，置于桌前作为座右铭，时时鞭策自己、提醒自己。他既是这么想的，也是这么做的。

数十年来，丘和明教授勤恳工作在基层。无论是临床或是教学或者是在行政岗位，对工作都一丝不苟，精益求精。尽管中岁以后担任很多行政职务，却仍克服困难，坚守医疗一线内科病房及门诊诊疗工作，并承担中医内科学的课堂讲授及临床带教见习实习，培养中医专业本科生、进修生、师资班学生、西中班学生、专科生、硕士生、博士生等，多次获得医院先进医务工作者奖、优秀教师奖、科研先进奖；积极推进教学改革，研究教学法，撰写教学研究论文，1982年获广东省高教局授予的高校优秀教师奖，先后培养了硕士研究生10名，博士研究生19名。平日里，丘和明为人真诚恬淡，贬斥势利，尊崇气节，谦谦君子，平易近人，常怀嫉俗恻隐之心，固守先哲济时救人之德。他是在用自己一以贯之的行为践行"富贵不能淫，贫贱不能移，威武不能屈"（《孟子·滕文公下》）的儒家之新思想、道家之真精神，也是真正的苍生大医。

六、博古通今，兼纳百家

"大家"是指那些学贯古今、兼通文史的大学问家。在现代中医学家里面，丘和明是从小读过"经史子集""百家之学"的人之一，因而其深谙张之洞"中学为体，西学为用"之旨趣，并在此基础上，不断创新，在前人时贤的基础上，更上层楼。他既主张继承祖国医学几千年的优秀传统，同时又不反对吸收现代西方医学的新技术新方法，主张推陈出新，为我所用。尤其是在当下的信息化全球化时代，如果抱残守缺，就会落伍，甚至被时代淘汰。因而他始终坚持活到老学到老，不泥古，也不盲目崇外。既能坚守传统，也努力吸纳新知，博古通今，兼纳百家，并将古代的文史精华运用于中医理论的整理、挖掘与提高之中。比如，他在《黄帝内经》《难经》《伤寒杂病论》和《血证论》等经典名著的理论基础上，提出了新的"肝不藏血，血证由生"的学说，这是对中医血证理论的修正与发展。

事实上，丘和明全面继承了从《黄帝内经》到《难经》《神农本草经》《伤寒杂病论》《脾胃论》《医林改错》《温热论》《血证论》《医宗金鉴》，直至现代诸家的思想与学术精髓。对中医的发展，他既反对那种食古不化、不知变通、抱残守缺的做法，也反对舍本逐末、盲目迷信西方实验科学的虚无主义，既反对中医学人自我放弃与依附于西医的现象，也反对一些人回到传统中医诊所老路上去的想法。

丘和明对中医历代经典耳熟能详，对于唐容川《血证论》的研究尤为精深，反映出他博古通今、眼光独到的过人之处。丘和明对现代医学和现代科学技术，乃至哲学、史学，都有所涉猎。

还值得一提的是他的科学态度、严谨作风。无论是对病人，还是对学生，或者是从事科研教学，他都一丝不苟，真的是"战战兢兢，如临深渊，如履薄冰"。

七、衷中参西，西体中用

现代中医学人在面对纷繁复杂的临床实践与各种理论学说之时，总难免纠结于继承与创新、传统与现代、辨病与辨证这一系列"剪不断，理还乱"的矛盾。改革开放三十余年的社会实践，使这类矛盾愈发凸显。比如人们争论中医西医孰优孰劣，经方与时方之利弊短长，医理与药理的存废。发于思考，表于言端，或传统或现代，或固守或维新。如何回应和处置这些难题，可在一定意义上显现其学术功力与思想深度。对这类难题，丘和明迄今并没有系统公开的文字论述，但从其学术体系和医学实践，仍可逻辑地看出端倪。事实上，丘和明经过近六十年的苦心孤诣和学术历练，已能从容应对这些看似千头万绪的矛盾，使这些看似矛盾冲突的理念均衡而和谐地内在统一。这事实上暗含了中医学术方法论的更替。

探寻丘和明近六十年的中医学术实践，可以看到，他其实一直在顺应时代与临床实践，具有开放的思想和理论系统，从不墨守成规，而是不断与时俱进，推陈出新。从最初的治疗普通内科疾病，到重点攻关血证急症，再到血液肿瘤，正是现代科技手段和知识带来的分工、细化与专业化在其医疗实践上的随机应变。从中年变法到调整治学领域，在在都显示出其不断更新和完善理论体系的精神，而非几十年一贯制。关于辨病与辨证并重，今日时贤对仲景思想理论多有误读。外感本伤寒，杂病宗金匮。而辨病之本质实为审因论治，病的内涵和外延都应该随时代变化而自我更新，与时俱进正是仲景学说的基本精神与核心价值。辨证之根本则为仲景所言"随证治之"一如今日所谓个体化治疗。

丘和明不似今日有的中医学家，仅偏执于仲景、东垣或丹溪火神之一派或一家之言，而是勤求古训、博采众家。除四大经典外，对金元诸家，尤其丹溪心法、河间理论、东垣要诀及《景岳全书》《红炉点雪》《寿世宝元》《血证论》《衷中参西录》《医宗金鉴》《医醇剩义》无不熟稔于心。

不仅如此，丘和明从医五十余年，对西方现代科技与医学并不排斥，而是衷中参西，各取所长。其个人临床实践，从临证之初的普通内科疾病，到中年变法，再拓疆域，专攻血证（血液病）这一医学领域之奇难杂症，无不说明丘和明敢于站在时代潮头，孜孜以求，不断求新求变，以适应时代发展所需。他准确诠释了苟日新，日日新，活到老学到老的精神。当年为了全面掌握和研究被世人目为绝症和普通从医者视为畏途的血液病，丘和明以中岁之龄从头开始，不耻下问，去到西医院从显微镜、骨髓涂片基础知识开始研习和琢磨，后来对现代血液分子生物学、分子遗传学皆有涉猎，因为此为研究血液病的必备条件和基础知识。三十余年来，丘和明不断开拓进取，求新求变，为岭南血证学派之创立与发展殚精竭虑、筚路蓝缕，是为开宗立派之人。

八、临床与理论并重

实践是检验真理的标准。医学是一门实践性很强的科学，尤其是中医，具有强烈的经验科学色彩，因而为医者若无丰富的临床实践，就很难理解和把握中医的基本规律与发展方向。丘和明丰富的临床实践使他有足够的经验与底气去面对现代和过去的种种理论与思潮，使他能够笃定自若，游刃有余，"任尔东西南北风，咬定青山不放松"。无论是古代纷繁冗杂的玄学，还是近现代各种流行的理论，他都能看个一清二楚。这一方面得益于他深厚的中医理论及文化素养，另一方面也得益于其丰富的临床经验。作为中医临床大家，丘和明的临床疗效与实绩是有目共睹的。比如1984年起，他重点开展血证临床研究，收治了大量血证病例。紫地合剂治疗急性上消化道出血的临床研究课题，1987年获国家中医局科技成果二等奖。此后他所主持的其他项目先后获得省部级科技成果奖三项、厅局级科技成果奖三项，并协作研制成功中药新药紫地宁血散。

九、主要学术创获

（一）肝藏血理论

1. 肝藏血理论新解

"肝藏血"一语最早见于《黄帝内经》。历代医家对肝藏血的理论多有论述，散见于各类医学文献中，但是少有系统性专题论述。丘和明在总结历代文献的基础上，结合临床实践，对肝藏血理论进行了全新的阐述与发挥，用于临床，多获良效，试从以下四端分述之。

（1）肝储藏血液。《黄帝内经》首提"肝藏血"的概念。《灵枢·本神》云："肝藏血，血舍魂。""肝藏血"字面意思为"肝储藏血液"，实质上指肝脏具有储藏血液的生理功能。后世医家也普遍继承了这一概念，还将肝喻为"血库""血海""血室"。徐彦纯在《玉机微义》中认为"血受藏于肝"，严用和在《严氏济生方》言"肝为血之库府"，吴尚先《理瀹骈文》谓"肝为血海、藏血故也"。民国医家恽铁樵《生理新语》中说，肝"惟其含血管最富，故取生物之肝剖之，几乎全肝皆血……故肝为藏血之脏器"。

（2）肝摄血。肝藏血还有另一个含义，即"肝摄血"。"藏"字除了"储存"之意外，还暗含有约束、固摄之意，即肝脏具有控制血液循环运动的功能。罗天益《卫生宝鉴》云"夫肝摄血者也"，沈金鳌《杂病源流犀烛·肝病源流》也说"肝，其职主藏血而摄血"。

肝摄血具有两层意义，一指肝调节血流，二指肝脏约束、控制血流。蔡陆仙在《中国医药汇海·论说部》中说："肝为腺甚巨，含血滋多，名曰血海，以肝藏血也。使血不经肝脏藏之，则回血管之收缩，发血管之注射，其障碍于心脏之功用者甚巨，故血藏于肝，正所以调节之，使血液各安其道。"

肝摄血以肝藏血为基础，并依赖于肝脏正常的疏泄功能。唐容川《血证论·脏腑病机论》说："肝主藏血焉，至其所以能藏之故，则以肝属木，木气冲和条达，不致郁遏，则血脉得畅。"唐容川从肝调节血脉的功能阐释了肝藏血的机理，把肝摄血、肝藏血和肝主疏泄等肝脏三大功能联系起来。

现代学者对肝藏血机理的研究认为，肝藏血的功能主要依赖于肝脏对机体循环血量的调节能力。现代医学认为，肝脏具有丰富的内皮细胞系统，作为边缘池参与调节血细胞循环。大部分白细胞和部分血小板并不进入血管循环，而是滞留在内皮细胞系统组成的边缘池和储存池中，并与循环池保持动态平衡。在炎症、发热等病理状态下，这些储存池细胞会被释放出来，参与生理反应。

（3）肝生血。《黄帝内经》首先提出血的生成在中焦。《灵枢·决气篇》说："中焦受气取汁，变化而赤是谓血。"此处的"中焦"应包括肝胆和脾胃，说明化生血液是肝胆脾胃的协同作用。《素问·六节藏象论》首提肝生血气："肝者，罢极之本，魂之居也，其华在爪，其充在筋，以生血气。"《张氏医通》对肝化生血气理论有了更进一步的认识，认为："血之与气异名同类，虽有阴阳清浊之分，总由水谷精微所化，其始也混然一区，未分清浊，得脾气之鼓运，如雾上蒸于肺而为气，气不耗，归精于肾而为精，精不泄，归精于肝而化清血。"说明水谷精微与肾中精气汇集于肝，在肝中滋生形成血液。

《血证论·脏腑病机论》说："木之性主于疏泄，食气入胃，全赖肝木之气以疏泄之，而水谷乃化。"可见，肝生血不仅是肝脏本身的功能，还与脾胃、肾脏的生血功能有关。

（4）肝止血。"肝止血"的概念是从肝不藏血常常导致出血的病理现象推论而来的。内伤及外感均可引起肝失疏泄，肝气或阻滞或逆上，甚则化火化风，导致灼伤血络，或血不循经，或迫血妄行，从而出现咯血、吐血、衄血等出血症候。可见，肝脏机能的正常是防止出血的重要基础。

现代医学理论也证明了肝具有防止出血的功能。肝脏是合成多种凝血因子的重要器官，其中，凝血因子Ⅱ、Ⅶ、Ⅸ、Ⅹ主要在肝脏合成，是内源性和外源性凝血途径的重要因子。当肝脏出现病变（如肝硬化、慢性肝炎等）时，凝血因子合成减少，导致凝血机制障碍，表现为凝血障碍和出血倾向。故肝脏通过合成凝血因子参与了机体的凝血止血机制。

2. 肝不藏血的病理表现

肝藏血包涵了贮藏血液、化生血液、调节血量、防止出血等功能，而肝主疏泄是肝藏血的主要机制。若肝失疏泄，气机不畅，气病及血，就会使肝藏血的功能失调，导致"肝不藏血"，临床上可出现出血、血虚、血瘀等病理变化。

（1）出血。《素问·举痛论》云："怒则气逆，甚则呕血。"《傅青主女科》云："夫肝本藏血，肝怒则不藏，不藏则血难固。"唐容川《血证论》云："怒气伤肝，肝火横决，血因不藏。"《丹溪心法·头眩》云："吐衄、崩漏，肝家不能摄荣气。"可见，"肝不藏血"的一个主要病理表现就是出血。

（2）肝血虚。肝不藏血必致肝血虚。肝藏血为血气化生提供了物质基础。若肝不藏血，营养物质不能合成储存并交换至血液，也不能及时输送至全身，则可出现头晕心悸、失眠多梦、两目干涩或昏花、肢体麻木、出血、月经量少或经闭等肝血虚证。如《笔花医镜》云："肝血虚，……为头晕。"《审视瑶函》云："夫目之有血，为养目之源，充利则有发生长养之功，而目不病，少有亏滞，目病生矣……"表现为两目干涩、视物昏花。《血证论》云："血不养肝，火扰其魂，则梦遗，不寐。"

《妇科准绳》引薛立斋之言云："肝虚不能摄血也。"故肝血虚也可导致出血。《素问·五脏生成论》云："肝之合筋也，其荣爪也。"可见，若肝血不足，不能荣于面、唇、齿眼、爪甲等，则会使之淡白无华。

（3）肝所藏之血不能运于血脉。肝为"血库"，具有储藏血液、调节血量的作用。《血证论》云："以肝属木，木气冲和条达，不致遏郁，则血脉通畅。"如肝失去条达疏泄之功能，不能将肝内所藏之血输布于外周血脉，或将过量血液归藏于肝脏，则仍可导致全身各组织器官供血不足。

"肝所藏之血不能运于血脉"与"肝血不足"有别，肝血不足是指肝所藏之血不足，多因脾肾亏损、先后天之源不足或慢性病暗耗精血所致，多表现为慢性过程；而"肝所藏之血不能运于血脉"多因七情过激影响肝之疏泄，致外周血脉一时空虚，发病部位多见于对缺血较为敏感的脏腑。但也可因肝之疏泄失司日久，长期藏血过多，不能疏布于诸经，久郁不解，而成为瘀血，形成肿块。临床上可表现为中风、真心痛、气厥、胁痛、积证。

3. 肝藏血理论在血证临床中的运用

（1）治血先治肝。肝主疏泄，主藏血，主冲脉，冲主血海。肝失疏泄，可致肝不藏血，继而导致吐血、便血、肌衄等出血症候。又"气为血帅"，血与气休戚相关，故《医贯·血症论》云："血随乎气，治血必先理气。"肝脏正是调畅气机的重要枢纽，肝疏泄正常，气血和调，则血行不怠，故理气必先治肝。且心行血之脉道亦系肝之筋膜，肝既助脾胃之运化，又辅君主之司神，情志畅达，则气机调畅，血亦和顺，经脉通畅，故调理气血、疏达肝气是治疗血证的一大法则。"治血先治肝"作为中医学重要的诊治思想在中医临床各科特别是血证的治疗中具有极其重要的地位。

古代医家对治肝之法多有论述。《先醒斋医学广笔记·吐血》提出治疗吐血三要法，即宜行血不宜止血，宜补肝不宜伐肝，宜降气不宜降火。可见，补肝是治疗吐血的重要方法之一。唐容川在《血证论·吐血》中指出："肝为藏血之脏，司主血海，冲、任、带三脉又为肝所属，故补血者，总以补肝为要。"中药中的补血药多数以入肝经为主，如当归、白芍、熟地黄、何首乌、阿胶等。

"治血先治肝"除了强调补肝的同时，还注重疏肝、柔肝、养肝、清肝等方法，《血证论》治血四要法的主要方剂黛蛤散、龙胆泻肝汤就是清肝、疏肝的代表方剂。

（2）柔肝藏血四原则。丘和明认为，诸血证伴有肝经病症者（包括肝郁、肝热、肝阳上亢、肝阴不足），皆可视为肝不藏血所致。肝为刚脏，内寄相火，体阴而用阳。或因酒食伤肝，或因外邪袭肝，或因情志抑郁，则肝失疏泄，气机郁滞，郁久化热，化火伤络，而致血证。患者若肝阴亏虚，木失濡润，可表现为肝郁火、肝血虚之头晕、两目干涩发蒙、口干便结、舌红少苔而干等症候；或者肝郁气滞，则症见头晕、胁痛、面红目赤、苔黄、脉弦数有力。

肝脏调血气、和气机，是调畅气血的重要枢纽，肝藏血正是其调畅气血的基础，肝不藏血是血证的重要病机之一。丘和明针对肝不藏血，提出了清肝、养肝、平肝、疏肝四法并用的治法，以达柔肝藏血之功。肝失疏泄是肝不藏血的根本机制，所以疏肝是治疗肝不藏血的基本原则；肝不藏血必有阴虚火热，故清肝火、平肝气、养肝血作为辅助原则必不可少。疏肝可杜郁火之源，可助清肝之效；平肝以理郁滞之气，可补疏泄之功，养肝以补亏虚之营血，可强清肝之用。故在疏肝清肝的同时，辅以滋水涵木、平肝养肝，可以更加有效地达到柔肝藏血的目的。

丘和明根据自己长期的临床经验，提出滋水清肝饮加减治疗肝不藏血的方法。滋水清肝饮肝肾同治，方中用六味地黄丸滋肾阴、养肝血，逍遥丸加牡丹皮、栀子疏肝气、清肝热。此方在临床应用中还可根据实际情况适当加减，疏肝可选用素馨花、郁金，清肝可用栀子、龙胆草、夏枯草、草决明、绵茵陈、鸡骨草、独脚金、菊花；平肝宜用生牡蛎、石决明、珍珠母；养肝可加生地黄、女贞子、桑葚、枸杞子等；同时宜酌加止血之品，如茜草、山茱萸、仙鹤草、墨旱莲、紫珠、地菍、阿胶、小蓟等。

总之，肝藏血的概念具有比较明确的含义和生理基础，肝不藏血会导致多种病理变化，把肝藏血理论应用于临床指导血证的治疗，可以取得较好的临床治疗效果，所以肝藏血理论以及从此理论引申而来的柔肝藏血四原则在指导血证治疗方面具有较大的临床意义。

（二）对恶性血液病的新认识

1. 邪毒是恶性血液病的基本致病因素，正气虚弱是其发病的内在原因

急性白血病、慢性白血病、骨髓增生异常综合征、多发性骨髓瘤、恶性淋巴瘤等恶性血液病在病因、发病与病理变化等方面有一定的共同性。丘和明在其主编的《中西医结合血液病治疗学》中对急慢性白血病、骨髓增生异常综合征、多发性骨髓瘤等疾病病因的论述均重视邪毒的致病作用，认为它是恶性血液病的重要致病因素，同时认为邪毒还是恶性淋巴瘤的重要致病因素，该病病程中出现的肝脾及淋巴结肿大是痰凝血瘀的结果，同时也是邪毒在患者体内损伤正气、导致气血津液损伤及运行障碍的结果。邪毒在恶性血液病的致病、发病过程及病理变化过程中起着重要作用。

2. 恶性血液病总的病势是邪毒渐盛、正气渐虚

尽管恶性血液病发病之时临床表现多种多样，但往往发病时已是邪毒炽盛、正气虚弱。随着病程的发展，邪毒日渐炽盛，正气日渐虚弱，终至邪毒炽盛而正气虚极成阴竭阳亡之势。邪毒侵入机体后，损伤正气，由于其具有阳热炽盛的特性，最易伤人阴精，故临证常见阴液亏虚表现，但阴阳互根，无阴则阳无所化，邪毒伤阴严重则可致阳气的化生不足而成阳虚，终成阴阳两虚之证。恶性血液病病程中常见病情反复，在积极化疗及清热解毒等中西医结合治疗后可能达到临床缓解，此时，邪毒被清但未尽去，不过在攻伐的同时，正气也会受伤害。

为防止骨髓、血液中恶性血细胞的再度增多而引起疾病的临床复发，尚需间歇一定时间再行化疗，化疗既可杀死恶性血细胞，也可能损伤正常细胞，也即损伤正气，因而，随着病程的延长，患者正气存在走向虚损的趋势。就目前的化疗或造血干细胞移植等治疗手段的研究来看，虽然有了相当的治疗效果，但仍免不了疾病的最终复发，存在疾病缓解与复发交替的可能，这种交替不是长久的，复发后的患者经过积极治疗有可能再度达到临床缓解，但不可能存在缓解后复发再缓解的长久循环。这种邪盛正虚也

是病程中邪正斗争的结果。

3. 强调扶助正气是恶性血液病的主要治则，辨证论治应贯穿诊疗始终

丘和明临证诊治血液病非常重视扶助正气，强调扶助正气在血液病治疗中的重要性。由于正气虚弱病理贯穿于恶性血液病整个病程始终，因此根据祖国医学治病求本的原则，针对正气虚弱的病理，当以扶助正气为治疗原则。这是恶性血液病的主要治则。正虚是恶性血液病的重要病理，但不是唯一病理，邪毒在病变过程中占有非常重要的地位，因而，根据正气虚弱在病程中所占地位的不同，扶正方法应有主次的差异。如恶性血液病的早期，以祛毒为主，而扶正为辅；疾病中期，扶正与祛毒并重；在疾病的后期，当清补平补，祛毒也不能过度刚烈凶猛。

4. 邪毒是恶性血液病经久不愈之罪魁，当攻邪已病

正气虚弱是邪毒侵袭的内在原因，而内侵之邪毒则是进一步损伤正气的罪魁祸首，因而祛除邪毒是恶性血液病治疗的重要法则。丘和明临证就非常重视祛除邪毒在恶性血液病治疗中的应用，强调祛邪毒是治疗恶性血液病的重要治则，恶性血液病之所以造成严重的正气虚弱，之所以缓解后容易复发，其根本原因就在于邪毒作祟，这种邪毒不同于其他疾病之邪毒，它可以在体内潜伏，伺机不断积蓄增殖，消耗侵蚀五脏六腑、四肢百骸、气血津液、阴阳精髓。因而，丘和明在临证诊治恶性血液病时，在祛毒治病的主导思想下，非常重视祛毒法的使用。

恶性血液病之邪毒同样具有温热性质，该类疾病的病

程与温病过程有相似之处，恶性血液病病程中也常有上、中、下三焦的变化，恶性血液病发生、发展变化过程中具有卫气营血及三焦浅深层次的病理变化，这是用卫气营血、三焦理论论治急性白血病的病理基础。丘和明教授常运用卫气营血及三焦理论诊治恶性血液病，恶性血液病祛毒法应与卫气营血、三焦治则结合起来，灵活使用"在卫汗之可也""到气才可清气""入营犹可透热转气""入血就恐耗血动血，直须凉血散血"的卫气营血治则和"治上焦如羽（非轻不举），治中焦如衡（非平不安），治下焦如权（非重不沉）"的三焦治疗原则。

患者缓解后处于正气虚弱而余毒留伏之状态，余毒留伏至阴，日益积蓄外发则可致疾病复发，故清除伏毒即成为微小残留治疗的主要目标。总体而言，患者正虚毒伏，当以扶正祛毒为治疗原则。丘和明认为就恶性血液病而言，清热解毒法对阳分邪毒有效而对阴分余毒却能力有限，必须使阴分之邪毒出于阳分，再行祛邪解毒之剂方可收祛毒之功，故他根据温病学理论提出透毒外出的思想，总结出威灵仙与地骨皮配伍的透毒方法。

5. 临床务须衷中参西

丘和明诊治恶性血液病时，在强调中医整体观念、辨证论治基本理论的同时，非常重视结合现代医学的各种治疗技术和手段在诊治恶性血液病中的运用，充分体现了衷中参西的学术思想。

丘和明认为现代科学的发展为人类认识疾病、治疗疾病提供了先进的手段和方法，它不是西医学特有的，中医学同样可以运用这些先进的技术手段丰富和发展中医的诊查或四诊内涵，使中医学和现代科学的发展接轨，促进中医学不断向前发展。在恶性血液病的诊查方面，血液学的诸多检查是可以为现代中医学所运用的，作为中医学望、闻、问、切四诊的延伸，为我所用，如恶性血液病常用的细胞形态学检查。急性白血病患者外周血或骨髓中的原始细胞或幼稚细胞的数量是形态学诊断的重要指标，中医血液病学同样可以借用显微镜将所观察到的原始细胞或幼稚细胞定位为邪毒。

丘和明认为具有出血倾向的疾病，如急慢性白血病、再生障碍性贫血、血小板减少性紫癜等在中医治疗中应时刻注意防止出血的发生，针对这些疾病的不同中医病机进行积极治疗本身就是防止出血的有力措施，同时丘和明临证对这些疾病的实验室检查非常重视，有时临床虽无出血症状和体征，但他也会结合实验室资料，预防性使用止血药物。

（三）对免疫性血小板减少性紫癜的新认识

1. 从肝肾论治的理论基础

血小板减少性紫癜临床以出血为主要表现，而血的正常生理功能与肝脏密切相关。丘和明认为肝在调节血液的正常运行方面具有举足轻重的地位。丘和明秉承古籍《素问·五脏生成篇》"故人卧血归于肝"及王冰所注"肝藏血，心行之，人动则血运于诸经，人静则血归于肝脏。何者？肝主血海故也"诸理论认为，肝藏血、主疏泄是指肝脏不仅具有贮藏血液、调节血量的作用，同时还能防止出血。肝脏既藏有形之血，又疏无形之气，以血为体，以气为用。《仁斋直指方·血荣气卫论》说："盖气者血之帅也，气行则血行，气止则血止，气温则血滑，气寒则血凝，气有一息之不运，则血有一息之不行。"《血证论》谓："木气冲和条达，不致遏郁，则血脉得畅。"

若肝失于条达，疏泄失常，则气血阻滞，血络不畅，血失潜藏，溢于脉外而出血。《济生方·吐衄》云："血之妄行者，未有不因热之所发，盖血得热则淖溢，血气俱热，血随气上乃吐衄也。"肝阳素亢，气盛生火，或六淫、七情郁而化火，熏蒸肝脉，伤络动血，迫血妄行而出血。肝为刚脏，以血为本，以气为用，若肝木失却精血濡养，易致木气过亢，藏血失职而出血。肝经寒湿内蕴，伤及脾气，脾失统血，藏统失司，血无所归，溢于脉外也可致出血。

丘和明认为肝藏血、肾藏精，肝肾乙癸同源，关系十分密切。"肾生骨髓，髓生肝。"肾精生阴血而藏于肝，肝肾共同调节血液的化生，同时肝内寄相火。《平治荟萃》指出："阴气一亏损，所变之证，妄行于上则吐衄。"若肾精亏虚，或长期服用糖皮质激素，损伤肾阴，阴虚阳亢，水不涵木，相火妄动，损伤血络则可致出血。

2. **从肝肾论治的临床应用**

中医药治疗血小板减少性紫癜，从脾肾论治者为多，但对于部分具有肝之症候或有肝病病史的病例，丘和明认为，其均属"肝失其用"。此时若一味补脾益肾，而不疏肝、清肝、养肝、柔肝，则土壅木郁，血无所藏，可致离经之血，瘀而不去，新血不生，加重出血。故临床见伴口干、口苦、头晕目眩、胸胁胀痛、舌红、苔黄、脉弦等肝阳上亢夹有肝火者，或伴头晕耳鸣、视物模糊、肢体麻木，妇女月经量少、色淡、舌淡、苔白、脉弦细等肝血不足者，或两目干涩、口咽干燥、五心烦热，舌红、少津、脉弦细数等肝阴虚者，或身目发黄、口苦泛恶，妇女带下黄臭，舌红、苔黄腻、脉弦数等肝经实热者，或证型复杂、寒热虚实相互夹杂者，或虽无肝的症候表现，但既往曾有肝病病史者，丘和明遣方用药皆从肝肾论治，疗效显著。

《先醒斋医学广笔记》云："宜补肝不宜伐肝。"肝属木，主风，宜开不宜郁。又肝体阴而用阳，有肝阳易动、肝阴易耗之虞。故丘和明临证以肝肾论治，重在调肝，主张疏、清、养、柔并举，相互协调，同时兼顾补肾，以自拟方（柴胡12克，鸡骨草20克，白芍、茵陈、桑叶、生地黄、防风、连翘、巴戟天、女贞子各15克，墨旱莲10克，甘草6克）为基本方，随证灵活变通。方中柴胡、茵陈、白芍、桑叶、鸡骨草疏肝气、清肝热、养肝血、柔肝阴；生地黄养阴生津，凉血养血；女贞子、墨旱莲益肝肾、补阴血，二药相伍具有免疫调节作用；防风、连翘、巴戟天三药配合，补肾祛风，肝肾同源，补肾即可益肝，增强肝藏血之功能，祛风又可宁络，减少络伤血溢；甘草调和诸药。遣方用药，疏中有清，清中寓养，动静结合，刚柔相济，使血得以生、得以藏、得以行、得以用，诸症悉平。在临床取得显效的基础上，丘和明秉承朱丹溪之"血属阴，易于亏欠，非善调摄者不能保全也"的理论，结合难治性血小板减少性紫癜病势缠绵、易于反复的特点，鼓励患者坚持治疗2年左右，以巩固疗效，防止复发。

丘和明强调，辨证论治不能固执一方一法而通治百症。治疗原发性血小板减少性紫癜，多数病例表现为血热证，使用凉血清热止血法常获良效，但有些病例，病同而证不同，再用凉血法而无效，须得力求他法施治。有些病例是由于肝不藏血，须用清疏平养柔肝的方法才能取效，有些病例是由于脾不统血，须用补脾益气摄血法才能取效。中医治病的理法方药，丰富多彩，但均立足于辨证论治。任何单方验方都很宝贵值得学习借鉴，但不可生搬硬套，必须在中医基本理论指导下选择使用。

（四）养生新理念

丘和明在中医的养生保健和治未病理论方面也颇有心得。他推崇《黄帝内经》在养生保健方面的理论，注重养心和养身。养心在于恬淡寡欲，调和七情，精神内守；养身在于饮食有节，起居有常，不妄作劳，动静结合，春夏养阳，秋冬养阴，顺应四时，虚邪贼风，避之有时，养精益气。后世医家还有很多精辟理论与方法补充，值得深入探索。诸如五禽戏、八段锦、易筋经、太极拳、气功、导引按摩、养生十六宜等，都是行之有效的养生保健方法。

养心指修养心性，在于"四心"：用心、放心、清心、开心。

养身指调养身体，在于饮食有节，起居有常，动静结合，顺应四时，保护环境，定时体检。他强调"四适"，即适饮食、适居处、适动静、适时令。

丘和明指出，"四心"与"四适"原则要持之以恒，以之为指导养生保健的座右铭，才能心平身健、形旺神全。

要言之，回望丘和明50余年从医从教之学术生涯，可归结为：成一家之言，立一宗之派，为岭南血证一代大家。

丘和明的中医学术思想，立根于岐黄仲景理论，兼纳各家学说之精华，重视阴阳平衡、辨证论治，推崇刘河间主火论、朱丹溪阴虚论、张景岳真阴论、叶天士温热论、唐宗海血证论、李中梓的行方智圆心小胆大论，认同人体阴常不足、阳非有余，六气皆从火化等理论，并用以指导临床实践，屡试屡验。"熟读王叔和，不如临证多"，要提高诊疗技术，必须多临床多实践，尤其要多到住院部训练，多诊治危重病例。他提出临证有"四大要领"，一要掌握诊疗常规，二要制订个体化诊治方案，三要仔细观察病情变化、随机应变，四要注重调理。

丘和明坚信，中医学术将伴随中华民族和中华传统文化的复兴而复振。我们也做如此的期待与向往。"绝艳似怜前度意，繁花犹待后来人。""华夏民族之文化，历数千载之演进，造极于赵宋之世。后渐衰微，终必复振。譬诸冬季之树木，虽已凋落，而木根未死，阳春气暖，萌芽日长，及至盛夏，枝叶扶疏，亭亭如车盖，又可庇荫百十人矣。"（陈寅恪《邓广铭宋史职官考证序》，见《金明馆丛稿二编》）。夫子有言："德之不修，学之不讲，闻义不能徙，不善不能改，是吾忧也。""自昔大师巨子，其关系于民族盛衰学术兴废者，不仅在能承续先哲将坠之业，为其托命之人，而尤在能开拓学术之区宇，补前修所未逮。故其著作可以转移一时之风气，而示来者以轨则也。"（陈寅恪《王静安先生遗书序》，见《金明馆丛稿二编》）。中医学术路在何方？探寻丘和明学术思想的轨迹，或许能为中医未来之学术发展启明前路。

（刘安平）

第三章　丘和明教授教育教学思想启源

一、医德和师德修养

丘和明教授具有优秀的道德素养和职业观念。教师的天职是教书育人。首先坚持依法执教，认真学习宣传党的教育方针和基本路线，自觉遵守《教师法》，与党和国家的大政方针保持高度一致。

丘和明教授认为只有严格要求自己的人才能获得优良的发展。他注重团结协作、关心集体，是一位同事满意、学生满意、家长满意的好老师。丘和明教授认真教学，刻苦钻研教学，不断学习新知识，探索教育教学科规律，改进教育教学方式，提高教育、教学和科研水平。丘和明教授关心学生并能对学生严格要求，力为"人师"。

"行医德为先"，丘和明教授有着一颗善良的心，时时设身处地为患者着想，不为利诱所迷惑。他认为医德高尚者，才能达到高超的医术，才能受人敬佩，才算是合格的医生。他把卫生部颁布的《医德规范》作为座右铭，规范自己的医事行为。他常常阅读唐代名医孙思邈的《大医精诚》，深刻体会到钻研医术要精益求精，修养医德要诚心诚意。

为人解除痛苦是为医之人的价值体现。医者，艺也。医，不仅是一门技术学问，还是一门包罗诸多内容的艺术集合体。唯有德才兼备、心灵诚实的人才可为医，为"保持医生职业的荣誉和高尚的传统"而奋斗。

丘和明教授在负责学校教学工作岗位上，努力打造全面素质培养的教育环境，他认为中医药教育的发展不应局限于一个专业教育的空间，而应创造有利于优秀中医药人才脱颖而出的良好环境，其教育目标应呈现出可持续性，其内部的稳定性应进一步加强。他重视道德情操、人文素质、创新意识、科学精神与非智力因素对中医药人才价值取向的重要意义，注意理顺人才的适应性、针对性与超前性的关系，提升人才的发展潜力和普遍适应性。

丘和明教授认为，人才质量的差别不仅在于人所掌握的专业知识和技能，更在于人的基本素质，其中文化素质居于非常重要的地位。它是一种基础性教育，致力于提高学生的文化底蕴，从爱国主义、科学态度、敬业精神、道德、心理、情操等各个方面对学生进行人文精神的影响、疏导和教育，树立正确的人生观、价值观和世界观。所以，培养对象的文化素质基础比起专业知识来能在更深层次上反映人才的质量。高等教育的任务是为国家各行各业培养高层次接班人，文化素质教育必然成为其不可或缺的重要内容。高等中医药教育也不例外。一方面他在教学计划中合理安排文化素质教育选修及相关活动的隐性课程，以保证学生从中获得教育；另一方面，他积极倡导文化素质教育向专业教学渗透，教书育人。

二、教育理论

丘和明教授认真研究教育学理论并与高校中医药教育实践相结合，转变教育观念，促进高等中医药教育改革。

他从"教育既要为社会发展服务，又要为人的发展服务"这一命题出发，吸收现代教育观念中科学、合理、先进的部分，促进高等中医药教育改革的不断深化。

第一，树立知识结构的教育理念。丘和明教授认为知识结构应包括知识储备、能力和素质3要素。素质是一个人在一定时期、环境中形成的稳定的心理品格，能力包括实践能力、动手能力、创造能力、获得知识能力、语言表达能力、交际能力、思维能力等等，知识储备是获得知识的深度、广度。知识结构的理论要求教育能使教育对象在知识、能力、素质方面得到同步、合理的发展，缩短成才周期。学校应该努力营造一种环境和氛围，也要形成一种制度和新的评价观念，以促使学生知识结构的健康发展。

丘和明教授突出素质教育为重点，确立以传授知识、培养能力和提高素质为一体的中医人才综合培养目标，强化中医特色道德教育，重视学生创新意识和创新能力的培养，着力体现在校教育的中医人才终生教育中所应担负的基础性任务。

丘和明教授特别注意处理好专才与通才的关系。所谓通才，有两个基本特征，即宽泛的专业口径和厚实的基础，它会给人以较广的适应领域和较好发展后劲。现代教育观更强调本科教育的基础性，老子有句话："水之积也不厚，则其负大舟也无力。"我们要造就的是图钉式的通才，而不是大头针式的专才，有宽厚的基础知识，有较宽的专业面和适当深度的专业知识，既"通"又"专"，在"通"的基础上有所"专"。

丘和明教授重视复合型人才的培养，包括中医药学与自然科学、人文科学、现代医学与药学等的复合。在这样的人才身上具有两个以上学科知识与思维逻辑方法的融合与碰撞，基础宽广，知识扩散，联想丰富，有利于把握中医药学及相邻学科的动态趋势，具有跨专业、跨学科的结合力，能与相关领域的专家合作共事，追踪、开拓、占领本学科科技发展的前沿。在中医队伍中有一批这种类型人才，对于中医药事业的未来发展是十分重要的。1991年丘和明教授建议开办7年制高等中医药教育时，提出必须安排学生在综合性大学学习现代科技基础和人文科学基础2年，以及近些年招收非医学专业毕业的学生攻读中医药博士学位（简称非医攻博），都是从这种教育观念出发的。培养复合型人才，对今后中医药学的学术发展具有重要的战略意义。

第二，坚持"特色化"中医药办学模式。中国的高等教育在新中国成立以后，主要是照搬苏联的教育观念和教育模式。1952年进行大规模的全国性的院系调整，综合性大学几乎都拆成了单科性大学，专业越分越细，实行计划教育、学年制教育的教育制度，各种专业都统一教学计划、统编教材、统一教学大纲，形成了百校一面、千人一面的局面。1956年，全国第1批4所中医学院就是在这样背景下成立的。所以，高等中医药教育以开始就是计划教育，教育模式单一，不利于各高等中医药院校地方特色和优势的形成。

改革开放以来，特色办校的教育大环境已经具备，丘和明教授充分考虑地方特点、学校的条件和优势、社会需求等因素，从几十年来形成的传统教育观念的惯性中摆脱出来，践行"崇德远志、和衷有容、汲古求新、笃学精业"的大学精神，形成学校自己的教育理念、办学风格、学术特色和人才培养模式，"厚德博学、精诚济世"，站在中国传统文化的高度对中医生提出的要求，更是追求的目标。特色办校的理念为高等中医药教育百花争艳、蓬勃发展做出了贡献。

中医现代化：学科交叉融合。随着现代科技的快速发展，学科间相互交叉渗透极其活跃普遍，学科间的壁垒逐渐消融，不仅自然科学各学科间相互渗透，而且人文学科与自然学科间也相互渗透。世界科技史的研究成果表明，整个科学技术发展的轨迹，就是一部学科交叉融合的历史。中医药学也不例外，《黄帝内经》的形成就综合了社会、人文、自然科学等学科与当时医学交融的学术成就。中医药现代化已成为引领中医药学发展的重要思路。既要扎实地做好继承，也要着意创新，这都必须走多学科交叉的道路，离开这一条，中医药学现代化将难以取得进展。

丘和明教授认为，在中医药学科学研究方面，单纯用西医药学的方法研究和论证中医药等的局面将被打破。中医药学的问题是一个科学的、复杂的问题，不能通过单一方法、单一学科去解决，而要用复杂的方法去解决，与世界科技以高度综合为主的整体化趋势相一致，必须用多学科融合的方法去解决中医药学学术发展中的各种问题，形成新的概念体系、方法论和研究领域。

经典理论学习班强调厚基础主要基于现代教育思想的一个重要方面——本科教育重在打基础。中医药学科的基础教育应包含中医基础、中医专业基础、中医临床基础、现代医学基础、横向学科基础、文化基础等多个方面，厚基础应成为强能力、高素质的前提条件。

三、教学管理：贯彻教育的"个性化原则"

在教学管理方面，丘和明教授确立以营造批判性思维和中国优秀文化精神为主线，围绕构建自主学习体系、实验及临床实践改革、非智力因素及临床基本思维培养等主要环节，根据中医药产业化发展和中医人才的市场导向，对以往的学科专业方向、课程体系、教学内容、教学方法、评价手段及管理环境做进一步优化。

他努力创造条件，处理好全面发展和个性发展的关系，提高人才培养质量。学校教育本身就是要创造一种环境让学生各方面（包括个性）得到发展。学分制教育是有利于贯彻"个性化原则"的一种教育制度。1987年，广州中医学院开始实行学年学分制。1994年，在吸收学年制一些优点的基础上，全面推行学分制教育。在指导性教学计划中，开始时70%左右是必修课，30%左右是选修课，以后逐渐调整，现在必修课和选修课占比已调整到60%和40%了。

同时，学校实行了以下几项制度：专业主辅修制（达到规定学分绩点，在毕业证书上注明辅修专业），双学历双学位制（需延长2~3学年的修学时间，达到规定学分积点给予两张毕业文凭和学位证书），弹性学制（可提前1年、延迟两年，最多不超过3年毕业），3学期制（两个15周、1个10周），学制互通制（5年制、7年制），学分绩点制，教师挂牌上课制（学生根据选课本上介绍选择课程和任课教师），重修制（实行必修课成绩后5%的课程淘汰制），体育俱乐部制（以体育项目开设各类不同层次的体育课，学生根据兴趣选修）等。

给学生充分的学习自主权，让他们能根据自己的素质特点和兴趣爱好，设计自己的课程。这样，通过必要的、合理的、科学的管理和引导，不仅能保证学生专业知识和技能的培养，同时也能拓展学生的知识面，促进学生的能力和个性发展，有利于缩短成才周期，也有利于学生毕业后的群体组合效应，提高群体的创造能力。

学分制是一种颇具活力的教育制度。丘和明教授将"以人为本"的人性化理念作为各项改革的出发点，充分利用学分制改革所提供的广阔空间和体制优势，满足学生个性化学习和能力拓展的要求，营造多样化人才群体。

他不断变革教育内容和教学方法，培养人的开拓精神、创造能力、应变能力、参与社会活动能力。丘和明教授积极开展教学内容和教学方法改革，撰写教学研究论文，于1982年被广东省高教局授予高校优秀教师奖。其所主持的诸如问题教学法（PBL）的探索、设计性实验及综合性实验等的实验教学改革、现代教育技术（包括网上课程）的应用、产学研结合教学模式的实践等研究对于现代高等中医药教育的建立和提高人才培养质量都有着十分重要的意义。

丘和明教授亲自担任多层次教学：教学上承担中医内科学的课堂讲授及临床见习、实习带教，培养了一批又一批的中医学专业本科生、专科生、硕士生、博士生、外国留学生等。他亲自深入学生自习课堂辅导释疑；"文革"期间，开门办学，他带着学生下乡下厂，走遍广东各县，处处非家，处处为家，十年如一日地与同事们轮流下乡送医送药上门。他一直坚持让本科学生早临床、多临床、反复临床，让学生从一年级开始就在导师指导下接触中医临床，使他们能在理论和实践的结合上学好中医。高等中医院校的毕业生已成为中医事业的中流砥柱，为中医的发展作出了卓越的贡献。

截至2014年，广州中医药大学拥有国家特色专业5个、国家级精品课程3门、省级精品课程12门、省名牌专业4个、国家双语教学示范课程1门，开设本科专业18个，有中医学、中药学2个国家级实验教学示范中心。

四、中医药国际教育与交流

丘和明教授十分重视中医药对外交流合作，曾先后到日本、新加坡、马来西亚、英国、东欧等地讲学及访问。作为学校领导，他参与制定政策，推进多层次的中医药国际教育交流合作，吸引海外留学生来华接受学历教育、非学历教育、短期培训和临床实习，把中医药打造成中外人文交流、民心相通的亮丽名片，把广州中医药大学打造成辐射全球的中医药学术和教育中心，为海外输送了大批中医药专门人才，被誉为中医药海外传播的"南风窗"。广州中医药大学还积极参加国家援外医疗中医药服务，为学校目前的国际化奠定了基础，并与10多个国家、地区的高校建立了合作培养关系，已有113个国家和地区的学生来校学习，校友分布在全球100多个国家和地区。

（张荣华）

第四章　丘和明教授科研思想研究

　　丘和明，岭南血证名家，教育部第四届科学技术委员会学部委员，全国名老中医，广东省名老中医；1987年获国家中医药管理局重大科技成果乙等奖，1988年获卫生部国家中医局突出贡献奖，1991年获国务院突出贡献奖及特殊津贴奖，1993年获"广东省名中医"荣誉称号；1998年"紫地合剂开发研究"获国家教委科技进步三等奖，"血证系列研究"获广东省中医药管理局科技进步一等奖；主持研制的中药新药紫地宁血散，被指定为全国中医院急症室必备中成药之一，1999年获聘为教育部第四届科学技术委员会学部委员；2004年获聘为国务院两部一局开展老中医专家学术经验继承人工作的指导老师，2004年获广东省中医药学会特别贡献奖并被聘为广东省中医药学会终身理事。丘和明教授从事临床教学科研50余年，先后主持、参与国家、省部级各类科研课题20余项。

　　丘和明教授先后培养了硕士研究生10名，博士研究生23名，培养学科带头人、学术带头人、学术继承人及各级血液学会主委8名，指导及发表学术论文50余篇，其围绕

"中医血证临床与应用基础研究"获得的科研成果其内容自成体系，为目前中医药血证研究奠定了科学依据。现将丘和明教授科研思想体系、科研思想特点和科研思想启示进行归纳总结。

一、丘和明教授科研思想体系

（一）丘和明教授科研思想产生的条件

1. 丘和明教授科研思想产生的历史背景

丘和明教授1936年（农历丙子年，民国25年）4月12日出生于印度尼西亚，成长于广东梅县。考之先生籍谱，先祖同源于我国近代抗倭英雄、民族诗人丘逢甲。回溯先祖，原籍中原，为避明末之战乱兵燹，历尽艰辛，辗转万里，徙居岭表，是为客家人氏。

丘和明教授1954年9月入读广东梅县东山中学，该校为百年名校，近世以降，东山中学先后培育出叶剑英元帅、萧向荣中将、叶选平省长、林若省委书记、曾毅院士和曾宪梓等各界精英名人，享誉华夏、蜚声海外。丘和明入读百年名校东山中学期间正值新中国成立后，在党和政府的关怀和支持下，中医药事业焕发蓬勃生机，丘和明教授亲身经历、目睹中医药在医疗保健能起沉疴、愈顽疾，遂立志投身中医药事业；1957年高中毕业后参加高考，以第一志愿入读广州中医学院六年制医疗专业，潜心于岐黄之术。

丘和明教授1957年入读的广州中医学院为全国最早成立的四大中医药院校之一，大家云集，名师辈出，诸如刘赤选、陶葆荪、李仲守、黄耀燊、罗元恺、邓铁涛、刘仕昌、黎炳南、王建华、钟耀奎、梁乃津、陶志达等一代名师。寒窗六载，先生沉淫书卷，扎根临床，成绩昭昭。1963年毕业留院后即以内科为业，开始其济世活人、教书育人之路。

20世纪80年代，适逢中国拨乱反正和改革开放，社会重回文明主流，丘和明教授顺应时代需求，专注于中医血证领域；数十年来，丘和明教授勤恳在基层，坚守医疗一线内科病房及门诊诊疗工作。丘和明教授认同"熟读王叔和，不如临证多"的理念，他认为多临证、多实践，尤其多到住院部训练，多诊治危重病例，是不断提高自身临床诊疗技术的关键；在临床中发现问题、分析问题、总结规律、解决问题，是科研的基础。在医疗实践中丘和明教授主张勤求古训、博采众方，重视辨证论治与辨病论治相结合，重视掌握现代医学基础理论、诊断方法及治疗原则，对每一例临床病例都力求明确中西医两重诊断，挖掘中医临床治疗和科研总结，因此形成临床—科研—临床转化应用的思想体系。

1984年起丘和明教授带领学术团队重点开展血证临床研究，在他的推动下，广州中医药大学第一附属医院成为全国中医血证急症研究协作组组长单位，丘和明教授担任组长，负责协调、指导全国中医医疗、科研机构间的血证急症临床、科研协作攻关；在全国中医血证协作研究中，收治了大量血证病例；在血证系列科学研究课题中对紫斑、衄血、咳血、咯血、吐血、便血、尿血等各种血证收集了大量古今防治资料及实践经验总结，在各种血液病如缺铁性贫血、溶血性贫血、巨幼红细胞性贫血、再生障碍性贫血、骨髓增生异常综合征、过敏性紫癜、血小板减少性紫癜、白血病、骨髓瘤等疾患的临床科学研究中，他着重在中医理论指导下探索中医诊治的理法方药，发挥中医治疗临床优势。在他的带领下广州中医药大学第一附属医院成为全国最早、最系统形成血证临床、科研、教学的单位，在全国率先形成最具规模的血液科，是广东省中医系统内首家初具规模的、单一专业方向、病房和门诊齐备的血证（血液病）专科，在省内同类学科处于领先地位。

临床科研工作使丘和明教授的学术思想进一步系统性、规范化和科学化，在他的带领下，团队的中医诊疗水平也出现质的飞跃。他在临床科研工作基础上，开展了大量实验科学研究，集中开展了中医药对血小板减少性紫癜、白血病、再生障碍性贫血等疾患的作用机制研究，形成了紫癜灵、清毒片、升白片、紫珠草静脉注射液等医院制剂，并研发了中药新药紫地宁血散，作为全国中医院急诊必备药物，成功的"产学研"结合实例体现了临床实践—规律总结—应用推广的科研目的和意义，同时也在研究过程中培养了硕士、博士和博士后30余名；丘和明教授作为科研与教育结合的典范，几十年来引导并培养了三代人，承前启后，兼顾临床与基础、理论和应用、中医传统与现代科研方法结合，内外互参，建立起血证研究独特的科研思想体系，形成了血证岭南学派。

2. 丘和明教授科研思想在实践中创新

丘和明教授将几十年的心血与精力奉献给了中医药血证的教育和科研事业，从1963年做住院医师起他就立志从事岐黄事业，为了理想，他热衷于临床工作，虽有行政事务，但永不脱离临床和科研一线。丘和明教授开展科研工作的主要目的不在于研究的结果，而在于对实践总结，启示后人，为学生培养提供平台，为科研活动提供经验。

医学科研源于人生命过程的复杂性，而医学科研结果取决于医疗过程，医疗过程是各种因素相互作用的进程。丘和明教授的科研思想建立在对复杂性问题的要素分析上，如医师的学识和眼界、临床过程中医师处理问题的方法、医师对新问题及新知识的兴趣、临床和科研的统一。鉴于医学科研过程涉及的因素广泛，他总结出科研工作的特点，就是它的高度复杂性和多样性，知识不是某种固态，而是不断动态发展的。因此，他的科研研究工作在与临床实践活动的互动中得到不断的提升。

科研思想活动源于医师工作的创造性，丘和明教授倡导从事医学科学研究源于他认为医师职业是一种"接近于科学研究"的创造性劳动。他认为，中医师的工作就其本身逻辑、哲学基础和创造性质来说，是针对每一个患者样本的，患者本身带有研究因素。他认为，作为工作在第一线的中医师，把医家的理论付诸实践，就必然带有个人的创造性，因为如何运用别人的经验就是一种创造性的工作。所以，中医师在继承中的创造性劳动就是选择正确的研究方法，把中医理论转化为解决每个患者的事实问题。

在丘和明教授从事临床科研、临床实践的过程中，始终贯穿的是一个探索者的创新精神。他的科研思路是在坚持临床实践探索中不断总结与创新，他坚信整理临床工作的实践经验，结合现代科研方法，许多中医理论可以得到完善与深化，尤其在岭南血证学派的建树上。

（二）丘和明教授科研思想的主要内容

作为中医岭南血证带头人，丘和明教授的科研思想不局限于某一个专题，没有开展宏观政策的理论研究，但也与一线中医师局限于微观的某个病案不同。他的科研思想内容包括中医血证的理论体系、临床病证、中药应用，这使得他的科研成果内容庞杂并最终汇集成了一个完整的岭南血证理论体系。

二、丘和明教授科研思想的主要特点

（一）丘和明教授科研思想以临床应用研究为核心

1. 从临床应用追溯到中医理论

丘和明教授的科研思想受到中医内科及血证科医师欢迎，在很大程度上是因为他的科学研究是对临床实际问题的应用研究，中医学血证方面的问题，可在他对疾病的认识中找到答案。

丘和明教授在他从事临床医疗工作几十年中，通过科研把中医血证的理论上升到认识，起点是临床中具体的某个问题，他致力于具体血证疾患的临床观察研究，在对实践经验的规律进行总结后，形成独到的认识，并运用这些认识帮助临床医生解决实际问题。在探寻血证疾患问题本质的过程中，不断充实中医理论知识；在寻求临床问题解决过程中，反复验证中医理论。他正是从每个临床疾病的问题出发，展开长年的临床科学研究工作，逐渐积累了对血证的一系列科学认识，最终构建了岭南学派的血证临证思想。

2. 从中医理论联系临床实际

丘和明教授认为中医理论的价值在于它是具体临床实践的指南，中医理论能够引导临床工作者解决问题。他反对空洞的医学理论，更反对理论脱离实际，认为理论应该要联系临床实际、指导临床实践，他反对当今一些科研思想过于虚空和功利的现状，反对为了追求数据结果的临床和基础研究，反对为了发表论文而进行的科研课题，反对不切实际的过多理论假说，反对临床医生脱离临床的实验研究，反对脱离中医本质的分析评价。丘和明教授坚持中医理论联系临床实际的科研思想，倡导应用中医理论指导临床实践的创新探索，对于创造性地开展中医科研有独到的认识与理解。

他认为自己所带领团队进行的并不是严格意义的中医理论研究，而是研究那些已被中医理论所能解释的问题；之所以有这样的认识是因为中医理论虽然对这些问题做过了解释，但是中医师在具体的临床实践中如何运用，还需要发挥中医师自己的智慧，发挥其本身的创造性。

他认为临床工作具有明显的情境性和特异性，中医理论绝不能在不同的情境下和具体病情下生搬硬套，而是要创造性地运用于各自的实践。这是直接面对患者的中医师从事科研观察最大的特点，也是他们与专业研究人员从事科研工作最大的不同之处。他认为中医师应该成为中医理论与实践之间的中间人，中医师在创造性地把理论应用于实践的过程中，应对他所研究的问题有新的发现，使其形成新的认识并总结出科学规律。

3. 科研过程中中医师的成长

丘和明教授提倡开展科研，认为提高医师的临床技能是科研的目的。当中医师开始分析自己在临床实践中疗效优缺点时，他就已经开始了对科学规律的探索。他认为，只有临床中医师勤于分析总结自己的临床体会，才能向成熟型、专家型中医师的方向成长，因为临床应用智慧的形成是从分析各种临床现象及疗效结果开始的。他认为如果中医师善于思考疾病事实的本质，能较好地把握病情与治疗之间的因果关系，便可提升临床的医技水平。临床医生通过开展科研活动，可逐步提升自身的理论境界与研究能力，逐步提升理论认识，自觉建立新的科研思想。

丘和明教授认为，只有当医生在自己和团队工作中觉察和思考了各种临床现象之间的依存关系，并且去探索新的问题，考虑怎样改善自己临床技能时，他才能理解中医理论中包含的科学思想。只有在研究怎样解决临床问题的过程中，医师才会发现实践中理论支撑的不足，才能逐步建立新科学假说，进而开展各种科研活动，丰富和完善自身科学体系。也只有在对临床问题的研究过程中发现了新的规律，医师才能真正理解中医学理论的实质。他认为，临床医师创造的实质就是从各种疾病现象中抽取出其中包含的医学思想，也只有在临床研究的过程中才能提高研究的技巧与临床能力，通过科研工作的总结在同行汇报和交流中推广自己的科研结果。

（二）丘和明教授临床应用研究拓展

丘和明教授长年追踪观察和研究血证各类疾患，对临床疗效观察进行科学总结，从中医理论角度认识常见血液系统疾患如慢性粒细胞性白血病、原发性血小板减少性紫癜、再生障碍性贫血等，认为其病机规律是虚、火、瘀，以气血不足、阴液亏损为本，火热、瘀血为标，成为本虚标实、虚实夹杂之证。

丘和明教授以临床应用研究为核心，综合血证疾患规律，以出血证为代表，拓展临床应用研究，在中医理论指导下，总结疗效规律确定的中药材，形成中药复方组合，具有清热凉血，收敛止血功效，用于胃中积热所致的吐血、便血、胃及十二指肠溃疡出血。在临床研究基础上，他把研究领域拓展到现代药理研究，结果显示该中药复方具有兴奋血管平滑肌及收缩血管的作用，对离体家兔麦氏浴血法主动脉条片有显著的收缩作用，具有明显减少离体兔耳灌流量的作用。其对因肝素引起的凝血功能障碍的家兔具有缩短出血时间作用，还具有增加纤维蛋白原含量、促进血块形成的作用，对正常小鼠能明显缩短其凝血时间，与西药肾上腺色腙片作用一致。目前该复方的应用已拓展到支气管扩张咯血、急性上消化道出血、内痔出血、子宫出血等疾患。

丘和明教授对于恶性血液疾患的研究不拘泥于古方，而是拓展治疗原则，开展适宜的临床和基础研究，为现代中药制剂的使用开展系统性科研。清毒饮和养正片是两个代表性中药制剂，清毒饮由七叶一枝花、白花蛇舌草、大青叶、山慈菇、莪术等组成，具有清热解毒、化痰降逆和祛瘀止血的功效；养正片由黄芪、人参、补骨脂、熟地黄、黄精等组成，具有调补气血、养阴活血、填精益髓的功效。他按传统中医药应用药物的规律和方法，以某个疾病进行辨证论治，开创中药复方。

丘和明教授指出，白血病的病机本质属本虚标实，虚实夹杂；其发病机理关键在于脾肾阴阳气血亏虚，邪毒内侵并深伏骨髓，导致精血内耗，痰凝血瘀为病。在此基础上他拟定了清毒饮和养正片两个中药复方。

首先，他提出二方辨证分期并序贯用药，配合化疗治疗急性白血病；由于急性白血病以脏腑气血阴阳亏虚为本，热毒、痰瘀为标，本虚标实，虚实错杂，且虚与实常变化迅速，故治疗要围绕病机，重视整体观。扶正祛邪在治疗的不同阶段要有所侧重，故选用综合治疗方案，并强调个体化原则，按患者具体证型、病情、体质、年龄、白血病类型等来选择治疗方案。患者正邪俱盛或邪盛而正未虚时，先以攻邪为主，即治病以留人。如急性早幼粒细胞白血病多表现为热毒炽盛、气营两燔，应以清热解毒、凉营止血为主，用清毒饮配合砷剂或全反式维甲酸，配合减量养正片，体现扶正为辅。

其余类型成年急性白血病扶正祛邪并重。对于老年患者，身体虚弱，化疗效果差，死亡率高，是否化疗以及化疗的强度强调个体化原则，即留人以治病；以中医中药辨证治疗为主，选用清毒片和养正片，酌情使用微量诱导分化剂。这样辨证与辨病结合应用于中医药治疗的思想，是中医药的灵活使用，也是在系统临床观察疾病和中医药用药规律基础上的总结和拓展。

其次，他结合临床应用开展适宜性科研。鉴于清毒饮为液体剂型，不便携带且口感差，他结合现代中药制剂科研手段，对剂型二次开发，制备成清毒片，并通过临床科研观察，系统比较了清毒片与清毒饮的疗效，确定两种剂型的疗效无统计学差异，因此应用于目前临床。他强调应用研究要以临床应用为核心，最终服务于临床。

第三，他基于临床，系统性地研究中药的临床应用，以实验科学为依据，结合临床患者和实验动物标本分别阐述清毒饮和养正片诱导白血病细胞凋亡作用和机制，分析序贯用药方案的科学依据，并分别单独探索清毒饮和养正片的药理特点和疗效规律，体现了科研内容的创新性、系统性和科学性。

三、丘和明教授科研思想的启示

丘和明教授的科研思想形成于20世纪中后期，虽然和现在相比，时代不同、社会环境不同，但它仍以其独特的应用性，培养了几代人，获得了国内血证科学研究者的认可和推崇。当今医学提出的转化医学、精准医疗等思想，恰恰与丘和明教授多年开展的以临床应用为核心的系统性科研思想相吻合，脱离临床应用转化的科研，是假说下的科学研究，缺乏个性化的辨证施治，不能体现创新性应用，也无法提升疗效。丘和明教授多年的科学研究思想带给我们很多启示。

（一）以临床实践中提出的问题为科研的起点

当前有些医学研究存在一种虚无缥缈、假说甚多的现象。理论基础研究很多，探索的医学机制很多，但没有落到临床应用上。有些学校和医院认为做科研是装点门面，有的中医师认为做科研是迫于业绩要求，科研题目选自文件所列的指南，选题与自身工作偏离较大，对提出问题、分析问题和解决问题的想法思考不多，这实际上是对科研的一种误解和扭曲，这种状态下的中医师是不知如何真正地、真实地开展科研工作。

丘和明教授在科研过程中，在选题上避免形式化倾向及盲目追随学界风向，他认为科研应该立足于医学实践和问题，而不是盲目追随热点，流行什么观点就做什么研究。

丘和明教授在20世纪80年代开展了紫地宁血散治疗消化道出血等系列临床研究。在很多人的思想中，中医药不适宜治疗急症危重症，风险大疗效差，而该课题选题是脱离大多数人的固有思想的，他针对急性出血等危象，开展系列研究，为中医理论和实践治疗急症疾患提供了实证。

中医科研应怎样展开？以哪里为起点，科研课题应从哪里选？丘和明教授用他从事科研工作的经验告诉我们：医学科研不是纯理论研究，不需要高深到令医生望而却步的程度，因此科研可以不从"应当如何"出发，而应在具体的医学实践和应用过程中捕捉问题，以解决医疗过程中遇到的实际问题为主，根据临床的实际需要确定研究的主题。在研究中，医师既是研究者又是实践者，应当致力于形成对实际问题的看法，产生个人化理论，形成"问题—设计—实施—反思"的科研过程。科学研究并不是在医疗活动之外另外来做研究，而是在医疗过程发现问题并设法解决，解决问题的过程也就是科学研究的过程。

在学术交流中发现问题也是一个重要环节，由于医师长期地沉于重复、单调的日常临床工作，因此许多医师往往对医疗过程中的问题视而不见，习以为常。如果医师想要发现、提出问题需要用批判性眼光重新思考自己的日常工作，在乏味的医疗工作中捕捉到有科学意义的小问题。

医师有各种学术交流机会，会诊、会议、讲座、带教等等，丘和明教授善于在这些环节和机会中发现问题、思考问题，他认为学术交流是创造性工作开展的源头，把学术交流中发现的问题与团队及同行进行交流、探讨并深入思考，是他重要的日常工作；丘和明教授重视临床数据与资料，从各种科研数据中试图寻找差异产生的原因便是一个新研究课题产生的过程。

从古至今，各种中医理论问题，几乎都有不同医家做过研究和论述，所以当他们开始对某个问题感兴趣并着手展开科研工作的时候常常会发现此类问题专业理论工作者已经论述得很全面、很具体了。在这种情况下，再次研究的意义不免令人生疑，事实上针对这种情况，丘和明教授更加珍惜运用别人的经验和理论认识开展新的创造性工作，他认为学习和掌握别人的理论是一个实践过程，而理论只是一个框架、一个指导原则，在具体实践中如何操作和把握理论，是一个新的创造性工作，批判继承和发展才有新的理论和新的成果。在对于某个问题的深度挖掘过程中，会不断出现新的问题，对这些新问题的探索是构成医师科研课题的重要内容，这也就是在科学研究过程中发现问题。

（二）科研团队建设是根本

团队中医师之间的相互鼓励与学习是科研的强大动力。丘和明教授认为，团队建设是科研内容和实施的根本，他把专业成熟、科研经验的医师与新医师组成一个团队，让新医师不断继承与发展。他以疾病为中心建立不同的专业小组，团队合作研究的过程同时也是合作学习的过程，可促进团队科研能力共同提高。

丘和明教授建立了科研的学习与交流制度，在课题研究过程中经常组织专题探究、专题学习，让团队成员之间彼此相互影响、共同提高。团队开展的科研活动与日常的临床工作结合在一起，并建立常态的科研管理机制。丘和明教授提倡所有科研活动要立足于真实的临床问题，以临床实践中的问题为中心，以具体病例为研究载体，解决临床治疗过程中遇到的新问题，找到解决问题的有效途径和方法。

（三）坚持中医科学发展和探索思想

科学是反映自然、社会规律的知识体系。中医学的发生、发展和运用已历经数千年，有着比较完善的理论体系和临床实用价值，中医必然属于科学，而且归属于应用科学。医学本身就与多个学科相联系，中医学也涉及自然科学、人文社会科学、思维科学等多个领域，是一个复杂的交叉学科，因此坚持积极的中医科学发展和探索思想是每个中医工作者的责任。

中医在传承过程中由于各种历史原因，存在隔阂与断代，很多宝贵经验因此流失，基础理论研究与临床各个环节也存在联系不够紧密甚至脱节的现象。现在有很多中医不科学的观点，丘和明教授多年的科研思想启示中医的科学性不能仅停留在定义或概念上，还应看其是否能够揭示生命或疾病的实质并解决临床实际问题，中医传统的科研方法偏重于宏观性、整体性和直观性，存在宏观描述较多而精确量化较少、综合推理较多而具体分析较少、直观观察较多而实验研究较少等不足之处，这在一定程度上阻碍了中医科研的发展。现代医学完善的基础科研—临床成果转化—临床用药指导—经验收集—提供给基础科研资料这一闭环的模式是当今中医科研值得学习和借鉴之处。

原创性、科学性和可行性是衡量和评价科研的水平、价值和意义的基本标准，科学性和可行性均从属于原创性，脱离原创性的科学性和可行性无从谈起。科学的灵魂是对未知领域不断探索，创新的全过程贯穿着探索，探索型科研不像验证型研究那样反复去验证前人的方法和结论，中医的科研应是探索型的。到目前为止，没有任何一种医学能够完美地解决人类疾病和健康问题，同时很多传统医学普遍存在于世界各地但又都逐渐消亡或被现代医学所取代，中医学仍屹立于全球医学界并服务于社会，这是因为它独特的理论体系及良好的临床疗效。在此基础上，积极的科研探索，才是中医学发展的基石。

丘和明教授的科研思想启示新一代中医师，传统文化要接受新时代的冲击、检验和重塑，探索、发展、借鉴是必然的。以临床为出发点，积极科研探索不仅需要注重临床，还应注意加强基础研究和实验科研活动；在疗效上不能拘泥于现代医学评价体系，也不能仅在实验室中验证中医。应做到正确学习、运用和研究中医，结合现代技术，以传统中医角度去研究发展中医，加强中医基础研究，从根本上吸收中医传统的精华，并以基础研究发展带动临床转化发展，而非生搬硬套现代医学科研和临床体系。

（蔡　宇）

第五章　丘和明临证思辨特点与学术思想研究

一、临证思辨特点

丘和明教授为广州中医药大学首席教授，广东省名老中医之一。虽年过八旬，仍未稍懈于临床，潜心岐黄之术，临证不倦。丘和明教授致力于中医内科，尤其是中医血证的临床、教学和科研工作。他博览群书，兼纳百家，博古通今，汇通中西。在继承前人经验基础上，推陈出新，形成了自己创新性临证思辨特点。现将丘和明教授的临证思辨特点总结如下。

（一）临证四大要领

丘和明教授从医数十年，通过不断地学习、反复地实践以及总结归纳，使临证经验进一步系统性、条理化，形成自己的学术观点。丘和明教授指出临证时要以整体观、辨证论治的观点为总的指导原则。接诊病人须首明四诊八纲，四诊时要讲究技巧，望闻问切力求准确，四诊合参分析归纳出其八纲属性，分清阴阳表里寒热虚实，按照《黄帝内经·至真要大论》的指导，谨察病机，从而确定诊疗措施的理法方药。他内承岐黄正统，外纳现代医学知识，内外互参，中西合璧，中西汇通，归纳出"临证四大要领"：一要掌握诊疗常规；二要制订个体化诊治方案；三要仔细观察病情变化，随机应变；四要注重调理。

（二）用肝藏血理论指导血证治疗

"肝藏血"一语最早见于《黄帝内经》。历代医家对肝藏血的理论多有论述，但是少有系统性专题论述，用肝藏血理论指导血证的治疗则更为罕见。丘和明教授对肝藏血理论进行了全新的阐述与发挥，从中医经典著作、各家学说、现代科学研究与临床实践体会中总结形成了"肝不藏血，血证由生"的血证新理念，用于指导临床血证治疗。丘和明教授认为，诸血证伴有肝经病证者（包括肝郁、肝热、肝火上炎、肝阳上亢、肝阴不足），皆可视为肝不藏血所致。

肝为刚脏，内寄相火，体阴而用阳。酒食伤肝，或外邪袭肝，或情志抑郁，则肝失疏泄，气机郁滞，郁久化热，化火伤络，而致血证。患者若肝阴亏虚，木失濡润，可表现为肝郁火、肝血虚之头晕、两目干涩发蒙、口干便结、舌红少苔而干等症候；或者肝郁气滞化火，则见头晕、胁痛、面红目赤、苔黄、脉弦数有力。肝脏调血气、和气机，是调畅气血的重要枢纽，肝藏血正是其调畅气血的基础，肝不藏血是血证的重要病机之一。丘和明教授依据多年的经验，针对肝不藏血，提出了清肝、养肝、平肝、疏肝四法并用的治法，以达柔肝藏血之功。肝失疏泄是肝不藏血的根本机制，所以疏肝是治疗肝不藏血的基本原则；疏肝可杜郁火之源，可助清肝之效；肝不藏血多有肝阴不足、阴虚内热、肝阳上亢，故清肝火、平肝阳、养肝血作为辅助原则必不可少。

平肝以制肝阳上亢，可助疏泄之功，养肝以补亏虚之阴血，可强清肝之用。故在疏肝清肝的同时，辅以滋水涵木、平肝养肝，可以更加有效地达到柔肝藏血的目的。丘和明教授根据自己长期的临床经验，匠心独运，创制了柔肝方这一经验方治疗肝不藏血之血证。组成：柴胡12g，白芍15g，绵茵陈15g，鸡骨草30g，丹参15g，山药15g，白术15g，巴戟天15g，茯苓15g，枸杞子15g，菟丝子15g，防风10g。本方体现了丘和明教授治疗肝不藏血之血证，清疏平养四法并用，以达到柔肝藏血功效的学术思想。

（三）难治性血小板减少性紫癜从肝肾论治

中医药治疗血小板减少性紫癜，从血热脾虚论治者为多，但对于部分具有肝之症候或有肝病病史的病例，丘和明教授认为，此均属"肝失其用"。肝藏血，肾藏精，精血同生，故肝阴和肾阴相互滋养，肝肾相生。肝和肾均内藏相火，相火源于命门。《医宗必读》曰："东方之木，无虚不可补，补肾即所以补肝；北方之水，无实不可泻，泻肝即所以泻肾。"肝和肾虚实密切相关，相互制约，丘和明认为肝藏血、肾藏精，肝肾乙癸同源，关系十分密切。"肾生骨髓，髓生肝。"肾精生阴血而藏于肝，肝肾共同调节血液的化生，因此对于肝不藏血之血证，丘和明教授临证以"肝肾同治"论治，重在调肝，主张疏、清、养、平并举，相互协调，同时兼顾补肾。

血小板减少性紫癜的主要临床特点为外周血象血小板计数减少，而肾主藏精，主骨，生髓。丘和明教授认为肾脏在血小板生成中具有举足轻重的地位。《病机沙篆》云："血之源头在乎肾。"《血证论》曰："有肾虚火旺、齿齼血渗，以及睡则流血，醒则血止，皆阴血不藏之故。"《平治会翠》指出："阴气一亏损，所变之证，妄行于上则吐衄。"上述论点均深刻阐述了肾阴虚引起慢性出血的病机。丘和明教授认为血属阴，血小板减少性紫癜最根本的病机为阴血不足。朱丹溪"血属阴，易于亏欠，非善调摄者不能保全也"的理论，也进一步说明了难治性血小板减少性紫癜病势缠绵、易于反复的特点。因此丘和明教授针对肾精亏虚或长期服用糖皮质激素损伤肾阴的患者，创制养阴止血方，遣方用药从肾论治，疗效显著。

（四）从"火"论治紫斑

《黄帝内经》提出"气虚"和"血热"是血证的发病机理，也就是后世所谓的"气虚不能摄血"和"血热逼血妄行"。唐容川《血证论》云："血证气盛火旺者十居八九。"丘和明教授指出这些观点在血小板减少性紫癜的治疗中占有很重要的地位。丘和明教授推崇刘河间主火论，认同六气皆从火化的理论，并用以指导临床实践。丘和明教授认为血证这类疾病的病机以热毒深陷血分、火热逼血妄行最多见，因此创制凉血方，遣方用药从泻火论治，疗效显著。凉血方组成：水牛角20g（先煎），生地黄15g，白芍15g，牡丹皮10g，紫草10g，紫珠草15g，地苤根15g，茜草10g，连翘15g。本方用苦咸寒之水牛角为君，清心肝而解热毒，且寒而不遏，直入血分而凉血；臣以生地黄甘苦性寒，入心肝肾经，清热凉血，养阴生津，一可复已失之阴血，二可助水牛角解血分之热，又能止血；白芍苦酸微寒，养血敛阴，且助生地黄凉血和营泄热，牡丹皮、紫草、紫珠草、地苍根、茜草清热凉血，活血散瘀，可收化斑之效，共为佐药；连翘清热凉血、泻火解毒，为使药。方中凉血与散血并用，一是因离经之血残留成瘀，二是因热与血结致瘀。本方配伍严谨，使热清血宁而无耗血动血之虑，凉血止血又无冰伏留瘀之弊。

（五）对慢性再生障碍性贫血（慢性再障）的思辨

慢性再障属于中医"虚劳""血证""内伤发热"的范畴。从表面上看属气血两虚，但单用补气血的方法治疗往往效果不理想，丘和明教授积多年临证经验，指出慢性再障的根本病位在肾和脾。肾为先天之本，肾主骨生髓，主藏精化血。脾为后天之本，《灵枢·决气》说："中焦受气取汁，变化而赤是谓血。"说明中焦脾为气血生化之源。虽说发病关键在于脾肾虚损，但亦与阳气、阴液、心肝肺等密切相关，《景岳全书·传忠录》说："血者水谷之精也，源源而来，而实生化于脾，总统于心，藏受于肝，宣布于肺，施泄于肾而灌溉一身。"

心主血，肝藏血，脾统血，肺布气血，肾精化血。脾肾虚损不能化生气血则脏腑失养，各脏功能受损，心不主血、肝不藏血、脾不统血，发为出血之证，血证失血使阴血更虚。阳生阴长，阳气衰退则阴血难生，阴血不生则阳气更虚。气血虚，血行无力，日久则致瘀。因此，丘和明教授提出慢性再生障碍性贫血的根本病机为脾肾两虚夹瘀，其基本治法是以补益脾肾为主、佐以活血化瘀。总结出养阴益髓方治疗慢性再障，组成：淮山药，熟地黄，山茱萸，枸杞子，菟丝子，牛膝，龟板胶，鹿角胶，首乌，党参，仙鹤草。本方重用熟地黄滋肾益精，以填真阴，为君药；山茱萸养肝滋肾、涩精敛汗，山药补脾益阴、滋肾固精，枸杞子补肾益精、养肝明目，龟鹿二胶为血肉有情之品，峻补精髓，龟板胶偏于补阴，鹿角胶偏于补阳，在补阴之中配伍补阳药，取阳中求阴之意，均为臣药；菟丝子、川牛膝益肝肾，强腰膝，健筋骨，党参补脾益气养血，首乌补益精血，仙鹤草滋补强壮、收敛止血，均为佐药。诸药合用，共奏补肾健脾、填精益髓之效。同时丘和明教授指出在慢性再障的治疗过程中，应着重处理好补脾与补肾、补肾阴与补肾阳、扶正与祛邪、补益与活血四个关系。

（1）补脾与补肾：补肾为主，辅以健脾益气药物。

（2）补肾阴与补肾阳：本病以肾阴虚证为多见，应用补阴药偏多。凉润滋阴药能改善症状，温阳补肾药可改善造血功能。在适当的时机，于大剂补阴药中加入少量的温阳药，可获较好效果。但如过早、过度应用温补肾阳之品，则有助火动血之虑。

（3）扶正与祛邪：以虚为主、虚实共存是本病的一大特征，治疗时要以补虚为主，兼顾祛邪。

（4）补益与活血：在补肾健脾的基础上，适当加用活血祛瘀方药，往往能提高疗效。

（六）对恶性血液病的诊治思路

急性白血病、慢性白血病、骨髓增生异常综合征、多发性骨髓瘤、恶性淋巴瘤等恶性血液病在病因、发病与病理变化等方面有一定的共同性。丘和明教授在其主编的《中西医结合血液病治疗学》中对急慢性白血病、骨髓增生异常综合征、多发性骨髓瘤等疾病的病因论述均重视邪毒的致病作用，认为邪毒是恶性血液病的基本致病因素，正气虚弱是其发病的内在原因。

邪毒侵入机体后，损伤正气，由于邪毒具有阳热炽盛的特性，最易伤人阴精，故临证常见阴液亏虚表现，但阴阳互根，无阴则阳无所化，邪毒伤阴严重则可致阳气的化生不足而成阳虚，终成阴阳两虚之证。因此恶性血液病总的病势是邪毒渐盛、正气渐虚。恶性血液病经过积极化疗及清热解毒等中西医结合治疗后可能达到临床缓解，此时，邪毒被清但未尽去，但在攻伐的同时，正气也受伤害。随着病程的延长，化疗持续进行，患者正气存在走向虚损的趋势。就目前的化疗或造血干细胞移植等治疗手段的研究来看，虽然有了相当的治疗效果，但仍免不了疾病的复发，存在疾病缓解与复发交替的可能，最终不可能存在缓解后复发再缓解的长久循环。这是邪盛正虚也是病程中邪正斗争的结果。

丘和明教授临证诊治血液病非常重视扶助正气，强调扶助正气在血液病治疗中的重要性。由于正气虚弱病理贯穿于恶性血液病整个病程始终，因此扶助正气是恶性血液病的主要治则之一。正气虚弱是邪毒侵袭的内在原因，而内侵之邪毒则是进一步损伤正气的罪魁祸首。恶性血液病之所以造成严重的正气虚弱，之所以缓解后容易复发，其根本原因就在于邪毒作祟，邪毒可以在体内潜伏，伺机不断积蓄增殖，消耗侵蚀五脏六腑、四肢百骸、气血津液、阴阳精髓。丘和明教授临证时同样非常重视祛除邪毒在恶性血液病治疗中的应用，强调祛邪毒也是恶性血液病的重要治则之一。总体而言，患者正虚毒伏，当以扶正祛毒为治疗原则，辨证论治应贯穿诊疗始终。根据正气虚弱在病程中所占地位的不同，扶正方法应有主次的差异。如恶性血液病的早期，以祛毒为主，以扶正为辅；疾病中期，扶正与祛毒并重；在疾病的后期，当清补平补，祛毒也不能过度刚烈凶猛。

二、学术思想研究

丘和明教授1963年大学毕业后，从广州中医学院附属医院内科临床住院医师、内科教研室助教做起，整整20年中，他始终坚持读书学习，认真研读中医古籍，诸如《黄帝内经》《难经》《内经知要》《伤寒论》《金匮要略方论》《温病条辨》《神农本草经》《备急千金要方》《千金翼方》《太平惠民和剂局方》《济生方》《古今医案按》《景岳全书》《医宗金鉴》《脾胃论》《丹溪心法》《类证治裁》《医林改错》《血证论》《医学衷中参西录》等等，磨炼出过硬的中医基本功。同时他注重阅览期刊，长期对期刊中的重要文章做出文献卡片以备查阅。积极参加各类培训班、专题讲座、进修学习。对本专业的国内、国外动态都能随时了解并及时汲取新知识、新技术。

1984年起，丘和明教授带领团队重点开展血证临床研究，参加全国中医血证协作研究，收治了大量血证病例。在血证系列科学研究中，对紫斑、衄血、咳血、咯血、吐血、便血、尿血等各种血证收集了大量古今防治资料，在对各种血液病如缺铁性贫血、溶血性贫血、巨幼红细胞性贫血、再生障碍性贫血、骨髓增生异常综合征、过敏性紫癜、血小板减少性紫癜、白血病、骨髓瘤等疾患的临床科学研究中，着重在中医基本理论指导下选择中医诊治的理法方药，发挥中医优势。临床科研工作使丘和明教授的学术思想进一步系统性、条理化，使其中医诊疗水平出现质的飞跃。

丘和明教授从医数十年，通过不断地学习、反复地实践，其临证经验进一步系统性、条理化，形成了自己的学术思想体系。

（一）整体观和辨证论治

在中医诊治疾病的过程中，整体观和辨证论治是指导中医临床论治的准则，也是中医理论的精华。在中医看来，人体是一个有机整体，其阴阳、气血、津液、脏腑、经络之间是相互依存、相互联系、相互影响、相互制约的。《灵枢·本脏》指出："视其外应，以知其内藏，则知所病矣。"《丹溪心法·能合色脉可以万全》认为："欲知其内者，当以观乎外，诊于外者，斯以知其内，盖有诸内者形诸外。"通过诊察病患五官、形体和色脉等外在变化，就可以清楚病患体内气血的盛衰、脏腑的虚实和阴阳的消长，从而为辨证论治提供依据。

丘和明教授临证时重视以整体观、辨证论治的观点为总的指导原则。指出接诊病人须首明四诊八纲，四诊时要讲究技巧，望闻问切力求准确，四诊合参分析归纳出其八纲属性，分清阴阳表里寒热虚实，从而确定诊疗措施的理法方药，做到辨证求因，治病明本。例如在处理恶性血液病发热时，丘和明教授临证时强调必须分清其发热病因病机，是外感热邪、气虚发热，还是阴虚发热，只有辨证准确，才能分别治以辛凉解表、甘温除热、养阴透邪。若一见发热，即用汗法或清下之法治疗，未考虑病患的体质以及疾病发展过程，则可能重伤正气，而致正虚邪恋，发热不止。又如鼻衄的中医治疗，只有明辨其病因病机，才能胃热者治以清胃泻火，肝火上炎者治以清肝泻火，气虚者治以补气摄血。中医治病的理法方药，丰富多彩，但均立足于辨证论治。丘和明教授强调，辨证论治不能固执一方一法而通治百症。

（二）重视河间主火论，认同六气皆从火化的理论

火热学说的思想根源于《黄帝内经》，《素问·热论篇》曰："今夫热病者，皆伤寒之类也。"《素问·至真要大论》所论及的十九条病机中属于火、热病机者有九条之多。刘完素将火热致病进一步拓展，提出了"六气皆从火化"和"五志过极皆为热甚"的观点，以此说明火热致病的广泛性。在"六气皆从火化"论中，刘完素指出风、湿、燥、寒诸气在病理变化过程中皆可归转为火热。同时

包括脏腑功能失调所产生的风、湿、燥、寒、痰、热、毒等病理产物，也多郁而化热生火，形成火热病证，强调了诸邪气与火热的转化关系。

在火热论基础上，他创制了辛凉宣泄法、清热解毒法、通腑泄热法、养阴退阳法等治疗热病大法。刘河间认为五行之中木、土、金、水各一，唯相火可析为君相二火。《素问玄机原病式》中说："手少阴君火之热，乃真心小肠之气也……手少阳相火之热，乃心包络三焦之气也。"提出了"养肾水，胜退心火"的治疗法则。朱丹溪在《格致余论》说："相火易起，五性厥阳之火相扇则妄动矣……无时不有煎熬真阴，阴虚则病，阴绝则死。"强调相火为病，倡导滋阴降火法以治相火妄动。朱氏认为"诸火病自内作"，多是相火为病。主张以补阴为主，但补阴又有补阴精和补阴血之分，凡阴精虚而相火旺者，用大补阴丸滋阴精降虚火；阴血虚相火旺者，用四物汤加炒黄柏补阴血降虚火。

丘和明教授重视刘河间主火论，认同"六气皆从火化"和"五志过极皆为热甚"的学术思想，并用之以指导诊治血液系统疾病临床实践，丰富和提高了对再生障碍性贫血、难治性特发性血小板减少性紫癜、恶性血液病等的理论认识。火邪致病具有发病急剧、变化迅捷、变化多端和危重的特点，或燔灼津液、伤津耗气，或生风动血，或火热内炽生痰成瘀，日久不散，聚结成积。丘和明教授指出急性再障、恶性血液病等血液病的发病特点与其具有极大的相似性。

丘和明教授认为，邪毒是恶性血液病的基本致病因素，正气虚弱是其发病的内在原因。邪毒具有阳热炽盛的特性。《素问·评热病论》说："邪之所凑，其气必虚。阴虚者阳必凑之。"恶性血液病患者常为素体阴虚，易感阳邪。邪毒侵入，火热秽浊，毒性燔灼，极易劫夺人阴精，临证常见阴液亏虚表现，但阴阳互根，无阴则阳无所化，邪毒伤阴严重则可致阳气的化生不足而成阳虚，终成阴阳两虚之证。邪热入营血，伤阴动血，则见发热和出血诸证。恶性血液病之邪毒同样具有温热性质，该类疾病的病程与温病过程有相似之处，恶性血液病病程中也常有上、中、下三焦病证的变化，恶性血液病的发生、发展变化过程具有卫气营血及三焦浅深层次的病理变化，这是用卫气营血、三焦理论论治恶性血液病的病理基础。故丘和明教授常运用卫气营血及三焦理论诊治恶性血液病，将恶性血液病祛毒法则与卫气营血、三焦治则结合起来，灵活使用"在卫汗之可也""到气才可清气""入营犹可透热转气""入血就恐耗血动血，直须凉血散血"的卫气营血治则和"治上焦如羽（非轻不举），治中焦如衡（非平不安），治下焦如权（非重不沉）"的三焦治疗原则。患者缓解后处于正气虚弱而余毒留伏之状态，余毒留伏至阴，日益积蓄外发而致疾病复发，清除伏毒即成为微小残留治疗的主要目标。总体而言，患者正虚毒伏，当以扶正祛毒为治疗原则。

另外丘和明教授认为就恶性血液病而言，清热解毒法对阳分邪毒有效而对阴分余毒却能力有限，必须使阴分之邪毒透出于阳分，再行祛邪解毒之剂方可收祛毒之功，根据温病学理论提出透毒外出的思想，使用青蒿鳖甲汤、大补阴丸滋阴透邪，威灵仙与地骨皮配伍也有很好的透毒作用。

（三）重视阴阳平衡

阴阳学说是古人认识事物和掌握事物发展规律的一种思维方法。阴阳学说历来渗透在祖国医学领域的各个方面，历代医学家对阴阳学说都有所阐述。《素问·阴阳应象大论篇》曰："阳为气，阴为味。味归形，形归气，气归精，精归化。精食气，形食味，化生精，气生形。"即阴为物质，阳为功能。《素问·生气通天论》认为："阳气者，若天与日，失其所则折寿而不彰。"张景岳亦认为："得阳者生，失阳者死。"这些都说明了阳气的重要性。《医贯·阴阳论》说："阴阳又互为其根，阳根于阴，阴根于阳；无阳则阴无以生，无阴则阳无以化。"朱丹溪在《格致余论》中明确提出了"阳常有余，阴常不足"的观点。丹溪认为，"阳有余阴不足"是自然界的普遍现象，整个自然界处于阳有余而阴不足的状态中。同时认为"阴气难成易亏"，故创制大补阴丸等滋阴降火一类方剂，建立起滋阴学说。

明代张景岳为滋阴学说注入新的活力，他在《类经·阴阳类》中提出"阴阳者，一分为二"是自然界的普遍规律。在《黄帝内经》"阴在内，阳之守也；阳在外，阴之使也。阴平阳秘，精神乃治；阴阳离决，精气乃绝"理论指导下，进一步阐述了阴阳互根的原理。他在《类经附翼·求正录》中指出："先天因气以化形，阳生阴也；后天因形以化气，阴生阳也。"以此说明阴阳互根，彼此相须，缺一不可。同时提出："善补阳者，必于阴中求阳，则阳得阴助，而生化无穷；善补阴者，必于阳中求阴，则阴得阳升而泉源不竭。"

针对丹溪"阳常有余，阴常不足"的观点，自倡"阳非有余，阴常不足"论。张景岳云："阴为精，阴成形。精藏于内，形于外，此精此形，就是真阴之象，内伤阴精，则气无所根，阴竭气脱，生机绝灭，外脱形肉，则气无所依。"又曰："凡水火之功，缺一不可。命门之火，谓之元气；命门之水谓之元精。五液充则形体赖而强壮；五气治，则营卫赖以和调。此命门之水火，即十二脏之化源。"阐明了真阴之象和真阴之用。景岳说："所谓真阴之病者，凡乱有所由起，病有所由生，故治病必当求本。盖五脏之本，本在命门，神气之本，本在元精，此即真阴之谓也。"进而创制左归丸、左归饮、右归饮、右归丸四方，以益火壮水。

丘和明教授推崇朱丹溪阴虚论、张景岳真阴论，认同人体阴常不足、阳非有余的理论。丘和明教授常用"阴常不足、阳非有余"理论指导血液病的临床实践，通过反复地实践，积累了丰富的临证经验，丰富了血液病的中医理论。血液系统疾病大多有血细胞减少的临床表现，丘和明教授认为，血为阴精，血液系统疾病根本病因为阴精亏虚导致阴阳失调、精髓亏枯、生血障碍。

丘和明教授在诊治血小板减少性紫癜、再生障碍性贫血等血液病时首重阴阳平衡，滋养元精、壮命门之真水贯穿疾病治疗的始终。在疾病早期，阴衰阳盛，此时宜壮水以制阳光，采取求责于阴精的治本方法，如过早应用温补肾阳之品，则有助火动血之虑。在疾病的后期，阴精得充，症状改善，在适当的时机，于大剂补阴药中加入少量的温阳药，于阳中求阴，可获较好效果。过度应用温补肾阳和大补温燥之品，则有助火动血之虑。丘和明教授常选用巴戟天、杜仲、菟丝子、续断、补骨脂、锁阳等甘温质润、温润不燥之品温补肾阳。丘和明教授依据"阴气难成易亏""血属阴，易于亏欠，非善调摄者不能保全也"等理论，鼓励患者坚持治疗2年左右，以巩固疗效，防止复发。

（四）推崇《血证论》

《血证论》为清末唐容川所著。丘和明教授认为《血证论》详细论述了各种失血之症的辨证论治，列证详多，血证理论丰富，论点鲜明而系统，具有很高的实用价值。

1. 血证专主火论

唐容川在《血证论》中指出："血证气盛火旺者十居八九血证中当补脾者十之三四，当补肾者，十之五六。补阳者十之二三，补阴者十之八九。"止血多用寒凉药，认为血与火原是一家，治火即是治血。常用方剂有泻心汤、犀角地黄汤、凉血地黄汤、大柴胡汤、大补阴丸、龙胆泻肝汤、导赤散、十灰散等，尤其推崇大黄，谓大黄既是气药，又是血药，能推陈出新，损阳和阴，止血不留瘀。非徒下胃中之气，即外而经脉肌肤躯壳，凡属气逆于血分之中，致血有不和处，大黄之性亦无不达，为止血圣药。丘和明教授指出这些观点在出血性疾病的治疗中占有很重要的地位，也是秉承"火热论"思想的具体体现。

2. 首创止血四法

唐容川以吐血为例，创造性总结出治血的四大法则：止血、消瘀、宁血、补虚。其中止血为第一要法。唐容川认识到，离经之血为瘀血，瘀血可导致再次出血；瘀血不去，新血不生；瘀血日久，日变变证，未可预料。故以消瘀为第二法。止血消瘀之后，尚有再动血之忧，故以宁血为第三法。宁血首要宁气。血即离经，不为人体所用，耗损于外，阴血无有不虚者，若不能及时补其所失，阴血不足，阳无所依附，日久则阳也随之消弱，故视其虚而补之，实为治血收功之法。

丘和明教授治血的四大法则乃通治血证之大纲，为治疗出血性疾病提供了指导性理论依据。丘和明教授在出血性疾病患者出血不明显或出血的临床表现刚消失时，常选用益母草、茜草、丹参、赤芍、藕节等药，既能凉血止血，又能活血化瘀，使血止而不留瘀。在疾病的恢复期，则选用三七、川芎、桃仁等药物，祛瘀血生新血。当瘀血消失后，或数日间，或数十日间，丘和明教授必用宁血法，使血得安乃愈。

在实证患者中，此时仍要继续用疏风清热、清热解毒、凉血止血等药物治疗，以达到彻底清除余毒余邪的目的。在虚证患者中，勿用大补温燥之品，以免血复潮动；勿用大补滋腻之品，以免阻碍脾气统摄运行。此时主要治疗方法是平补脾肾，同时继续使用凉血止血的药物，以使血液归于宁静。《先醒斋医学广笔记·吐血》："肝为将军之官，主藏血。……养肝则肝气平而血有所归，伐之则肝虚不能藏血，血愈不止矣。"肝既能储藏有形之血，又能疏泄无形之气，以血为体，以气为用。气平顺，则血随气行，不溢出脉外。故可选用白芍、龙骨、牡蛎等平肝柔肝养肝之品，以宁气宁血。实证患者，在热证消除后，应治以健脾益气，以预防外邪侵入，引起疾病复发。虚证患者，应调和阴阳，补益气血，防止疾病复发。

3. 脾阴论

唐容川很重视脾胃，他说："血生于心火而下藏于肝，气生于肾水而上主于肺，其间运上下者脾也。"认为治气治血均须治脾，执中央以运四旁。他认为"治脾须分阴阳，李东垣后重脾胃者，但知宜补脾阳，而不知滋养脾阴。脾阳不足水谷不化，脾阴不足水谷仍不化……补脾阳法前人已备言之，独于补脾阴前人少发明者，予特标出，俾知一阴一阳未可偏废。"认为东垣治病，以气为主，专主脾胃，然用药偏于刚燥，不知脾不制水固宜燥，脾不升津则宜滋。唐容川喜用人参滋脾益气，用花粉清脾和气，方剂喜用四君子汤等。

丘和明教授在用滋阴补肾法治疗血液病阴虚证时，由于滋阴之品过于阴柔滋润，常出现碍气阻脾。此时丘和明教授认为这是"脾不制水固宜燥"，故选用四君子汤、平胃散、二陈汤等方剂治疗，取得良好效果。

（五）重视治未病

丘和明教授年过八十，但仍坚持在临床第一线，他精神矍铄，鹤发童颜，可见他对养生保健颇有心得。他曾发表《老年养生集要》《浅谈养生十六宜》等论著，总结出自成体系的养生理论。

丘和明教授指出养生保健，要点在于养心和养身。养心指修养心性，在于"四心"：用心、放心、清心、开心。养身指调养身体，在于饮食有节，起居有常，动静结合，顺应四时，保护环境，定时体检。要有"四适"：适饮食、适居处、适动静、适时令。丘和明教授指出，"四心"与"四适"原则要持之以恒，才能心平身健、形旺神全。

（六）结语

丘和明教授的学术思想立根于岐黄仲景理论，兼纳各家学说之精华，重视阴阳平衡、辨证论治，推崇刘河间主火论、朱丹溪阴虚论、张景岳真阴论、叶天士温热论、唐宗海血证论、李中梓的行方智圆心小胆大论，认同人体阴常不足、阳非有余、六气皆从火化等为精辟理论用以指导临床实践，对再生障碍性贫血、难治性特发性血小板减少性紫癜、恶性血液病等疾病以及养生保健有丰富的经验和理论认识。

（古学奎　刘安平　丘惠燕）

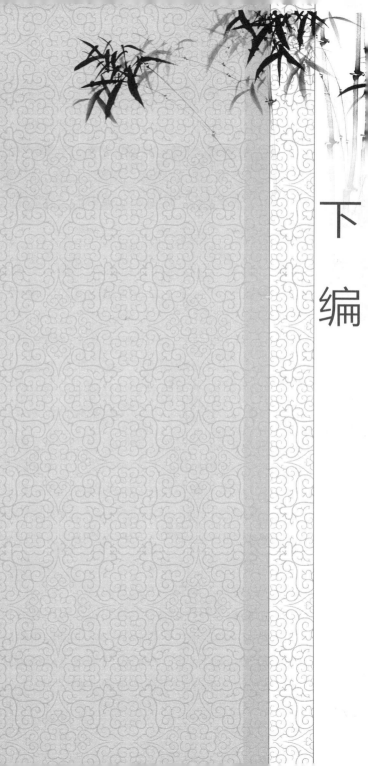

下编

第一章　丘和明教授诊治血证急症学术经验与传承

一、主持全国血证急症研究，推动中医血证发展

在1982年，全国中医学会内科学会成立了血证学组，1983年卫生部全国血证急症科研协作组成立。在当时卫生部中医司的直接领导下，全国参与的医院包括广州中医学院第一附属医院、成都中医学院附属医院、湖北中医学院附属医院、南京中医学院附属江苏省中医院、贵阳中医学院第一附属医院、广州中医医院、湖北省沙市中医院、天津中医院等单位。由广州中医学院第一附属医院作为牵头组长单位，组长为丘和明教授，成都中医学院附属医院为副组长单位，副组长为杨明均教授。血证协作组在丘和明教授带领下，自1984年3月以来，先后在广州、成都、西安、杭州、昆明等地召开6次协作会议，至1987年5月，先后传达了三次全国中医急症协作组组长会议精神，制定中医血证急症研究工作计划，确定重点研制的中药制剂；交流血证研究成果、经验以及检查各协作组计划实施情况；制订及修改中医血证急症的诊断、辨证标准，疗效评定标

准及诊疗常规（咯血、吐血与黑便、紫斑、尿血）。在各协作组共同努力下，经过三年的努力，共研制出12种治疗血证急症的制剂，验证了1668例观察病例，止血率达95%以上，取得了显著疗效。主要工作如下：

（1）成都中医学院附属医院创制的血宁冲剂，于1985年6月通过省级鉴定，由药厂批量生产。荣获卫生部重大科技成果建设奖。

（2）广州中医学院第一附属医院用紫地合剂治疗急性上消化道出血398例，止血有效率达93.4%，治愈率93.1%，大便潜血阴转时间平均4.06天，疗效优于其他中药及西药对照组（$P<0.01$）。紫地合剂治疗咯血27例，疗效达95%。[1]1986年8月在广州通过省级临床成果鉴定。在此基础上，与广州中药一厂合作，研制成紫地宁血散中成药，该药被卫生部中医司指定为全国中医院急诊科必备15种用于急症急诊治疗的中成药之一，在全国被广泛应用于临床，该院的血证急症研究先后荣获教育部科研成果三等奖、广东省中医药科研成果一等奖、广州中医药大学科研成果一等奖。

（3）浙江省中医院完成了止血1号（稳本合剂）治疗上消化道出血431例的临床验证，于1986年11月通过省级临床成果鉴定。新研制的咯血停治疗咯血的临床预试工作已基本结束。

（4）湖北省沙市中医院完成了金不换注射液172例临床验证。

（5）西安市中医院用生地第根汤制成止血灵注射液，

治疗血尿45例，止血率达95%，取得较好疗效。

（6）贵阳中医学院第一附属医院用栀子地黄汤治疗自身免疫性血小板减少性紫癜96例，止血率为92.5%，还编写了《中医血证讲义》，举办省内中医血证急症学习班，培养专科专病人才。

（7）广州市中医院完成了藕节合剂口服液治疗呕吐、黑便115例的临床验证，止血有效率达94.2%。

（8）天津市中医院制成了清热凉血膏、养阴凉血膏、清热止血膏、益气摄血糊、凉血止血散、益气归经散等7个止血制剂，并进行了临床预试。

（9）1986年初，由广州中医学院第一附属医院与成都中医学院附属医院对中医血证急症诊疗常规及辨证，疗效评定标准进行补充、修改，并已最后审定，发表于《中医急症通讯》。从而使血证急症的临床研究初步走向标准化、规范化。

（10）对历代及近代有关血证文献进行初步整理，基本完成了《血证要览》编写初稿（该书一年后出版）。[2]各协作单位分别在《中医急症通讯》《中医杂志》等刊物发表多篇有关血证急症的学术论文，促进了全国的交流。

（11）按照卫生部的要求，为及时了解全国各地治疗血证的信息，检查和总结交流血证研究情况，协作组采取通信、文献及杂志收集、派人实地考察等多种形式，开展调研工作，写出了调研报告。通过调研加强了血证急症研究的紧迫感，明确了主攻方向，加速了协作组研究工作的进程。

（12）发展血证理论。协作组在丘和明教授的倡导下，在整理历代血证文献的同时，根据血证急症临床观察研究中出现的新情况，如单方单药能治疗不同证型的出血、治疗火热的方药对脾虚不摄证型的出血也有较好的疗效等进行理论探讨，逐步开展对出血病因病机和止血原理的研究，研究火（实火、虚火）、气（气逆、气乱、气虚）导致出血的机制及本质，研究治火（泻火止血、益气摄血）、治血（凉血止血、温经止血、祛瘀止血、收敛止血）等法的止血机制，以冀完善、提高传统的血证理论，或形成新的理论。

全国血证急症协作组于1987年底基本完成了卫生部中医司下达的任务并通过了验收，协作工作告一段落。但该工作对中医血证急症研究在全国所起到的作用很有价值，并影响着后来的研究者。

丘和明教授作为协作组组长，从协作单位的遴选、人员的组成，到传达全国急症协作组精神、确定血证急症协作组的科研方向等工作都广泛征求组内专家意见，统一协调安排。对各种血证急症的诊疗常规及辨证分型、疗效评定标准，《中医血证要览》的编写等，都参与执笔、修改审定，从不假手他人。随时把握协作科研及临床进展各方面的情况，在协作组中享有崇高威望，各组之间配合良好，较好地完成了血证急症协作科研任务，研制成功临床行之有效的治疗血证急症的制剂12种，至今仍在临床上使用。

二、培养指导研究生，推动中医血证学术传承

丘和明教授倾注在血证急症研究上的心血，在培养指导研究生时得到了延续，从1986年起，丘和明教授开始招收血证临床硕士研究生（当时是导师组制度，组内还有邱健行、刘国普、张惠臣、邓若文老师），前几届的研究生，在丘和明教授等导师的指导下，主要研究上消化道出血、咳血、尿血、紫癜（自身免疫性血小板减少性紫癜）等课题。

（一）上消化道出血"火热"病机的研究

陈志雄是丘和明教授的首位硕士研究生，1986级血证临床研究，毕业论文为《上消化道出血"火热"病机之临床研究》。[3]陈志雄入学之时，正是全国血证急症协作组开展科研协作攻关的关键时刻。广州中医学院第一附属医院承担了"紫地合剂治疗急性上消化道出血的临床研究"课题。通过用紫地合剂治疗上消化道出血398例，治愈率93.1%，总有效率95.4%，大便隐血试验平均阴转时间4.06天，疗效优于中药大黄片及西药甲氰咪胍、氨甲苯酸注射液等对照组。临床研究表明，紫地合剂适用于各证型的出血，其原因主要有：出血证属热者居多，如该课题上消化道出血属热（胃热、肝火）者计183例，占60.0%，而紫地合剂功能清热凉血、活血，收敛止血，故对多数的热证出血有较好的疗效。但对于上消化道出血，如何更好地预防、治疗，如何深入研究其机理，是丘和明教授指导学生课题的重要考量，因而，他给陈志雄拟定了上述毕业论文课题。

该课题在丘和明教授的悉心指导下，历时约一年半，对30例上消化道出血住院患者在出血期及血止后二周分别进行白细胞计数、生理指标综合观察（y值）、唾液淀粉酶活性比值及临床症状分类观察。同时设立30例具有相同病理基础的非出血住院患者作对照，同样进行上述指标检测，并将结果作组内及组间对比。

1. 白细胞计数

统计结果显示，在急性出血期间，白细胞计数高于血止后及对照组（$P<0.01$），血止后复常，与对照组比较差异无统计学意义（$P>0.05$）。根据当时文献的报道，上消化道出血时，白细胞计数可升高，但没有发现任何感染的证据；白细胞计数恢复正常时，往往提示出血停止。调查资料212例中，白细胞计数超过正常者有56例，其中胃热41例，脾虚15例，提示白细胞升高的病例，多属胃热，这可能是机体在急性出血期间的一种功能亢奋表现，根据中医阴阳学说，兴奋者属阳，属热，故将之作为"火热"的观察指标。

2. 生理指标综合观察（y值）

梁月华等人认为，热证患者y值是增高的，说明其交感神经—肾上腺髓质的机能活动增强，而寒证患者y值低于正常值，说明其交感神经—肾上腺髓质的机能活动低下。本观察中，出血时y值升高，分别与对照组各证型比较，差异均有统计学意义，反映了火热证的存在，且热邪程度也比对照组的肝胃不和、胃热证为甚，血止后与之比较，其P值全部大于0.05，进一步支持了出血时y值升高与热邪熏灼有关的猜想。

3. 唾液淀粉酶的测定

广州中医学大学脾胃研究所认为，酸刺激后唾液淀粉酶活性降低，对于脾虚证型的确定可能有意义。那么将之来衡量出血时有否脾虚证，可能也是有意义的。24例观察组病人的唾液淀粉酶比值，不支持出血时脾虚证的存在。随着血止，火热症状消失，出现了脾虚现象。更应注意的是，出血时与对照组中肝胃不和、胃热型对比差别无统计学意义（$P>0.05$），表明出血时脾虚难以确定，从而支持了火热的存在。

4. 临床症状观察

出血期间的症状几乎以火热为主，兼有不同程度的血虚表现。血虚随失血程度加重而加重，属于脾虚或气衰血脱者少见，不支持脾虚证诊断。就血证而言，急性失血所致的血虚是不应与脾虚相混淆的。在血证分型中，脾虚型所占比例较高，可能是将血虚的头晕、心悸、疲乏、舌淡、脉细、面色苍白等症状归入脾虚型有关。如果这样，对认识出血时的病机是不利的，也会影响辨证分型标准化的建立。

因此，可以认为，出血时白细胞计数、y值、唾液淀粉酶的活性比值的升高，支持出血时"火热"病机的认识。通过综合临床症状分析，该三项指标具有临床可靠性。出血时"火热"病机的实质，可能是在机体内外环境、饮食、劳倦、精神等因素的影响下，机体功能亢奋，交感神经—肾上腺髓质的机能活动增强，"火热"内生，致火热熏灼，逼血妄行而成为血证。

上消化道出血"火热"病机的研究，对血证病机"唯火唯气""气盛火旺者十居八九"的古代医家观点，提供了现代临床实验研究的理论支持，在丘和明教授的指导下，我们注意到上消化道出血反复（复发性上消化道出血）的病例不少。1987—1993年，我们对203例复发性上消化道出血病例进行了临床观察分析。结果显示：

（1）诱因：①外感时服用某些解热镇痛药、抗生素等，造成上消化道黏膜损伤，或原发溃疡病灶受损。②伤食、服食辛辣煎炸之品，如辣椒、炒花生、狗肉、酒、火锅等，助火生热，致胃热炽盛。③工作紧张、劳倦、睡眠不足，致阳气因烦劳而鸱张亢盛。④情志失畅，郁而化火。这些诱因，均能使体内处于功能亢奋状态，交感神经—肾上腺髓质的机能活动增强，"火热"内生，逼血妄行，血溢脉外而出血。

（2）发病时间：大多在冬春寒冷季节（占总例数68.4%），且出血的发生，与当时气温骤热骤冷有关。在广东地区，寒潮来临之前1～2天内，气温上升，天气闷热，随后气温骤降，日平均温差较大，复发性上消化出血病人增多。这是因为寒冷刺激可造成人体抗病能力下降，可使人体儿茶酚胺分泌增多，易使血小板聚集而引起血栓，由于寒温骤变，影响内环境血稳状态，"人血凝泣"，气血运行不畅，"郁"而生热，热灼胃络而引起出血。

（3）原发病种：绝大部分患者有胃溃疡或十二指肠球部溃疡的病灶（占总例数90.6%），且在冬春寒热转发陡剧之时，易造成溃疡灶局部血管舒缩状态的急剧变化，使血管痉挛，局部缺血，供能不足，诱致宿疾复发。溃疡病复发与溃疡出血复发，受天气寒温变化因素的影响是一致的。[4]

（二）上消化道出血的病因学研究

杨洪涌是丘和明教授1987级血证硕士研究生。硕士毕业论文为《上消化道出血之病因学研究》。[5]1987年，丘和明教授主持的紫地合剂研究已完成了省级科研鉴定，正在与广州中药一厂商议研发紫地宁血散。继上消化道出血"火热"病机的研究之后，丘和明教授在第二届研究生中着手进行病因学研究。杨洪涌在丘和明教授等导师的指导下，共查阅了广州中医学院第一附属医院、广东省中医院1984—1988年间全部693例（次）符合上消化道出血诊断标准的病案，分类逐项登记其所记载的出血诱因、呕血（黑便）日期、原发病等信息，加以综合分析。研究结果显示，上消化道出血的病因主要为：

1. 伤食

从693例上消化出血的病人单因素看（除"诱因不明显"外），伤食作为诱因者占22.52%，居各种诱因之首。可能诱发出血之食物，主要为酒类，辛辣、味酸之品，粗硬食物，肥腻燥热煎炸食品，性温热的肉类，如狗肉、烧鹅、牛肉、羊肉，浓茶，生冷之品及糯米饭、粽子等。

2. 外感（气象因素）

在季节上，出血发病有12—2月、4—5月两个高峰及8—9月一个小高峰。在气象因素中，又以气温日变差、气压日较差对出血影响最大，结合出血发病高峰日与气象要素剧变指标之符合率，发现在气温骤降和气压剧烈波动时，易发生上消化道出血。同时也注意到，广东登陆之台风或热带风暴以每年8—9月份最多，受其影响，广州市气象要素常发生急剧变化，特别是气压、气温、风速等，还裹挟暴雨，与之相应，出血例数在8—9月是个小高峰。气象因素致病机理，一般认为与自主神经系统的应激反应及由此影响下组胺和组胺类物质等体液因素的作用有关。是否发病与病人对此因素的应变能力有关。

3. 药误

可能诱发出血之药物包括解热镇痛药（阿司匹林、双氯芬酸、保泰松、布洛芬等）、抗生素（红霉素、麦迪霉素、呋喃妥因）、利尿药（呋塞米、氨苯喋啶）、降压药（利血平制剂）、其他药（糖皮质激素、氨苯碱、洋地黄、别嘌呤醇、维生素C）、中西药混合制剂（感冒清、感冒灵）及药性寒凉或温热的中药制剂。

上述各种诱因常交错为患，与现代医学对病因的认识（多因论）相符，提示对上消化道出血必须综合预防。

（三）紫地合剂止血机理的研究

朱敏是1987级丘和明教授的血证硕士研究生。其硕士毕业论文为《紫地合剂止血机理的研究》[6]。论文通过紫地合剂治疗急性上消化道出血时对血液流学指标的影响及疗效观察的临床对照研究和紫地宁血散（紫地合剂的改单剂型）对兔血小板，血浆中5-羟色胺（5-HT）含量影响的实验研究探讨其作用机理。

对照分析结果表明：口服紫地合剂一天以上治疗剂量的患者（紫地Ⅱ组）的血液流变学指标较其他出血组患者（紫地Ⅰ组：服紫地合剂不足一天，西药治疗组：西药治疗一天以上）有明显改善，各项指标达到或接近未出血组水平（未出血组：与各出血组病人原发病相同，但无出血表现），说明紫地合剂通过显著提高血中纤维蛋白原含量，能明显提高出血状态下（低黏状态）的全血还原黏度比值（反映血小板聚集性的指标），改善由于出血所致的血液低黏状态，使血液流变学趋于正常从而发挥止血作用。

血液流复学指标自身对照分析结果亦表明紫地合剂可显著增加出血患者血中的纤维蛋白原含量（$P<0.02$），显著提高全血还原黏度比值（$P<0.05$），其他各项指标接近或趋于正常。自身前后对照与组间对照结果具有一致性。而且未见到有血液高黏倾向出现，证实该药具有活血止血、止血不留瘀的优点。

动物实验方法观察了紫地合剂对兔血小板、血浆中5-HT含量的影响。结果显示：给兔以与人体等效量的紫地宁血散连续灌胃五天后，可使肝素所致的血小板中5-HT含量明显降低得到改善，使其恢复到正常时水平（与对照组比较，$P<0.001$），血浆中5-HT含量水平亦有升高，血小板中5-HT含量升高对于维持血小板的各种功能有着重要意义。尤其是在止血过程中血小板内贮存的5-HT释放出来使破损血管收缩，同时5-HT又是血小板聚集的诱导剂，可加强或加速血小板的聚集，释放在止血性血栓形成中起重要

作用，从而加速止血过程。因此认为紫地宁血散对血小板、血浆中5-HT含量的影响是其止血作用的药理基础之一。

参 考 文 献

[1]丘和明，邓若文，邱健行，等. 紫地合剂治疗急性上消化道出血的临床研究[J]. 中医通讯，1988，13（8）：46-51.

[2]丘和明，杨明均. 血证要览[M]. 上海：上海中医学院出版社，1989：223.

[3]陈志雄. 上消化道出血"火热"病机之临床研究[J]. 广州中医学院学报，1990，7（1）：8-12.

[4]陈志雄. 复发性上消化道出血的临床防治思路[J]. 湖北中医杂志，1996（4）：30-31.

[5]杨洪涌. 上消化道出血之病因学研究[J]. 新中医，1991（5）：8-12.

[6]朱敏. 紫地合剂止血机理的研究[D]. 广州中医学院研究生毕业论文，1990.

（陈志雄）

第二章　丘和明教授治疗咳血、尿血学术经验总结与传承

一、咳血

咳血是临床常见症状之一，是指喉及以下呼吸道或肺组织出血，经口腔随咳嗽而出，或纯红鲜血或间夹泡沫，或痰中带血丝，或痰血相兼、痰中带血。咳血量的多少视病因和病变性质而不同，但与病变的严重程度并不完全一致。引起咳血的原因很多，包括呼吸系统疾病、循环系统疾病及其他系统疾病等。

（一）病因病机

外感六淫、情志过极、热病久病等均可引起肺络受损，血不归经，溢于脉外而导致咳血的发生。

1. 外感六淫疫毒

外感之中以风热燥邪为主，风热燥邪袭肺、伤及肺络、迫血上溢而至咳血。《素问·至真要大论》曰："少阴司天，热淫所胜，火行其政，民病……唾血。"

2. 情志过极

肝气郁滞，日久化火，木火刑金，损伤肺络引起咳

血。《中藏经》曰："（肺）中热则唾血，……此由燥扰嗔怒劳伤得之。"

3. 久病热病

久病热病之后可耗伤阴津，肺阴不足，肺失清润，阴虚火旺，损伤肺络引起咳血。其次久病损伤正气，气虚失摄，血溢脉外而致咳血，另外久病入络，瘀血阻滞，血不循经也可引起咳血。

总之咳血见于多种疾病中，病因复杂，病机多变。但其病机变化可概括为：热伤血络、肝不藏血、气不摄血、瘀血阻络四个方面。如《景岳全书·血证》强调火热与气虚为本病的主要病机："血本阴精，不宜动也，而动则为病；血主营气，不宜损也，而损则为病。盖动者多由于火，火盛则逼血妄行；损者多由于气，气伤则血无以存。"火热之邪有虚实之分，由外感风热燥邪、肝郁化火等而成者，性质属实；阴虚导致的则属虚火。气虚既可见单纯气虚，也可见阳气虚衰。瘀血既可由病久所致，也可由出血引起。在证候上，火热、瘀血所致者为实证，阴虚火旺、气虚不摄所致者为虚证。

丘和明教授认为咳血的病因病机虽然复杂多变，但以燥热阴虚为要。病位在肺，与肝肾相关。肺为娇脏，喜润恶燥。六淫疫毒之邪，侵犯人体，伤及肺，肺络受损，而为咳血。六淫疫毒之中，以风热燥邪为主。至于他脏之邪犯肺，也可使肺络受损而咳血。如肝藏血、主疏泄，肝失条达，气郁化火，上逆犯肺，木火刑金，可致咳血。肾为人体阴阳之根，水火之宅，肾阴亏虚，肺失所养，或阴虚火旺，使肺络受损皆可咳血。另外各种原因导致的瘀血阻滞肺络，使血不循经，也可导致咳血。

（二）临床表现

1. 症状、体征、常见并发症

咳血见于多系统多个疾病中，除咳血症状外，其他症状、体征以及其常见并发症随原发病的不同而表现迥异。咳血量小者，见痰中带有血丝，血色或鲜红或紫暗，或见脓血；咳血量大者可大口涌出，一次可达数百毫升。但咳血患者病情轻重的判定，除考虑出血量的多少外，尚需结合患者的其他临床表现如脉搏、呼吸、血压及原发病的主要症状等进行综合判断。咳血量大者应谨防窒息。

2. 实验室和其他辅助检查

对于咳血病人除常规检查血常规、血型、胸片外，应着重针对可能引起咳血的原发病进行有所选择的检查，以利于明确诊断，判定病情。可行胸部CT、支气管镜、痰细菌培养、痰抗酸杆菌检查、肺组织活检、心电图、心脏超声、血管造影、出凝血功能等相关检查。总之咳血作为一个症状，对其原发病的诊断非常重要。临床上常根据具体个案的不同，有针对性地选择必要的实验室及其他辅助检查。

（三）辨证论治

丘和明教授认为咳血的病因虽然繁杂，但其主要病机为肺络受损所致，少数可由气虚不摄引起。而引起肺络受损的常见原因为燥热、痰热、肝火、阴虚。因此丘和明教授常将咳血辨证分为燥热犯肺型、痰热壅肺型、肝火犯肺型、阴虚肺热型、气虚不摄型。

1. 燥热犯肺型

主症为咳痰不爽，痰中带血，兼见发热恶风、鼻燥喉痒、口干头痛等，多舌质红、少津，苔薄黄，脉浮数。常见于急性气管支气管炎等疾病。治以疏风清热、润肺止血。选方桑杏汤（《温病条辨》）加减：桑叶10g、杏仁10g、沙参10～15g、浙贝母10～15g、豆豉10～15g、山栀子10g、梨皮10～20g。方中桑叶清宣润燥，杏仁、浙贝母润肺止咳，豆豉、山栀子清宣肺热，沙参、梨皮养阴润肺。常加紫珠草、地菍、仙鹤草、白茅根等凉血止血。

2. 痰热壅肺型

主症为咳黄稠痰，痰中带血或腥臭，兼见面赤身热、口干欲饮，甚者胸痛，多舌质红，苔黄腻，脉滑数。常见于肺炎、肺脓肿等疾病。治以清热肃肺、化痰止血。选方清金化痰汤（《统旨方》）加减：桑白皮10～15g、黄芩10g、桔梗10～20g、浙贝母10～15g、知母10～15g、瓜蒌10～15g、山栀子10g、橘红10g、茯苓10～20g、麦冬10～15g、甘草5g。方中桑白皮、黄芩、山栀子清泄肺热，桔梗、浙贝母、瓜蒌清热化痰止咳，橘红、茯苓、甘草健脾理气化痰，知母、麦冬清肺养阴。常加仙鹤草、紫珠草、地菍、紫草、茜草根、白茅根等清肺化痰、凉血止血；痰黄脓或腥臭者，加鱼腥草、金荞麦根、冬瓜子等清热化痰解毒；胸满便秘者，加葶苈子、大黄泻肺通腑逐痰。

3. 肝火犯肺型

主症为咳嗽阵作，痰中带血或纯血鲜红，兼见胸胁牵痛、烦躁易怒、口苦目赤、便秘溲赤、少寐多梦，多舌质红，苔薄黄，脉弦数。常见于支气管扩张、子宫内膜异位症等疾病。治以清肝泻肺、凉血止血。选方黛蛤散（验方）合泻白散（《小儿药证直诀》）加减：青黛5～10g、海蛤壳10～20g、桑白皮10～15g、地骨皮10～15g、甘草5g。方中青黛清肝泻火，桑白皮、地骨皮清泻肺热，海蛤壳、甘草清热化痰止咳。或选用柔肝方（丘和明教授经验方）加减：柴胡12g、白芍15g、绵茵陈15g、鸡骨草20g、桑叶15g、生地黄15g、麦冬15g、女贞子15g、墨旱莲10g、防风15g、连翘15g、巴戟天15g、甘草6g。本方柴胡疏肝，生地黄、白芍、麦冬、女贞子、墨旱莲养阴柔肝，绵茵陈、鸡骨草、桑叶清肝，巴戟天温敛肝气，防风、连翘疏风散热宁络为佐。清、疏、平、养四法并用，以达柔肝藏血的功效。上述两方中常加紫珠草、地菍、紫草、侧柏叶、白茅根、大小蓟、茜草等凉血止血；若肝火较甚、烦躁易怒、口苦目赤，加牡丹皮、栀子、龙胆草等加强清肝泻火之力；若咳血较多、血色鲜红，加水牛角、生地黄、紫珠草、地菍、紫草、茜草等清热泻火、凉血止血。

4. 阴虚肺热型

主症为咳嗽少痰，痰中带血，血色鲜红或暗红，病程较长；兼见口干颧红，潮热盗汗，多舌质红、少苔，脉细数。常见于肺结核、血小板减少等疾病。治以滋阴润肺、降火止血。选方百合固金汤（《医方集解》）加减：生地黄10～15g、熟地黄10g、川贝母5～10g、当归10g、白芍10～15g、玄参10g、百合10～20g、麦冬10～15、甘草5g。方中百合、生地黄、熟地黄、麦冬、玄参养阴清热凉血，润肺生津；白芍、当归滋阴补血；川贝母润肺止咳，甘草祛痰止咳，调和诸药；或选用养阴止血方（丘和明教授经验方）加减：生地黄10g、山茱萸10g、淮山药10g、茯苓10g、牡丹皮10g、泽泻15g、茜草10g、女贞子15g、墨旱莲15g、仙鹤草10g。本方中重用生地黄滋阴补肾，填精益髓，为君药；山茱萸补养肝肾，并能涩精，淮山药补益脾阴，亦能固精，女贞子、墨旱莲滋养肝肾，共为臣药；配伍牡丹皮、茜草、仙鹤草凉血止血，泽泻利湿泄浊，并防熟地黄之滋腻恋邪，茯苓淡渗脾湿，并助淮山药之健运，渗湿浊，清虚热，平其偏胜以治标，均为佐药。上述两方中常有选择地加入紫珠草、地苍、紫草、白及、十灰散等凉血止血；若潮热颧红，加青蒿、鳖甲、银柴胡、胡黄连、地骨皮等清虚热；若阴虚而火旺盛，加知母、黄柏、玄参等以加强清热降火之功；盗汗者加五味子、煅龙骨、煅牡蛎、浮小麦等收敛止汗。

5. 气虚不摄型

主症为咳嗽声低、痰中带血或血色淡红，呈泡沫样，兼见气短喘促、乏力声低、动则加剧，多舌质淡、苔薄白，脉沉细弱。常见于心功能衰竭、血小板减少及其他凝血功能障碍的疾病。治以益气摄血。病情急者可先服用独参汤（《景岳全书》）。待病情稳定后可用丘氏归脾汤（丘和明教授经验方）加减，以益气养血摄血，巩固疗效。组方：党参15g、黄芪15g、白术15g、茯苓15g、当归10g、龙眼肉15g、酸枣仁15g、仙鹤草15g、紫草30g、血余炭15g、蒲黄炭15g、大枣15g。本方由《济生方》归脾汤加减演变而来，方中以四君子汤（党参、黄芪、白术、茯苓）加当归补血汤为基础，能补脾益气，摄血补血；龙眼肉、大枣健脾养血，酸枣仁养心安神，加仙鹤草、紫草、血余炭、蒲黄炭以增强止血作用。

本病治疗大法应辨病与辨证相结合，尽管本病的原发病较多，病机较复杂，但概括起来不外本虚标实。本虚以阴虚为主，尤其以肺阴虚多见，病情严重时可见肺肾阴虚。气虚不摄也可导致本病。标实以火热为主，火热常见外感燥热，痰热壅肺，肝火上犯。故本病的病机以阴虚燥热灼伤肺络为主，兼见气虚不摄，所以治疗以滋阴润燥、清热泻火、凉血止血为主，特殊情况下可用益气摄血。同时也要重视原发病的治疗。

（四）验案举例

何某，女，45岁。1996年11月10日第一诊。患者反复咳血6年余，本次发病3天，来院就诊。患者6年前出现第一次咳血，以后在多家医院，多次经胸部CT、气管镜检查诊断为支气管扩张。经常因情绪波动、上呼吸道感染、劳累等因素诱发咳血，用西药治疗后可缓解，平素偶有少量的咳嗽咳痰。多家医院曾建议手术治疗，被患者拒绝。两周前因家事不悦，动怒焦躁，继之出现咳鲜红色血，日50～60mL，兼挟少许黄白痰。遂住院治疗，经中西医治疗咳血基本控制，1周后出院。3天后咳血再发，患者不愿住院治疗，也不愿用西药治疗，又3天后咳血量继续增多，慕名求治于丘和明教授。

当时症见患者咳血鲜红，日70～80mL，咳嗽频作，周身燥热，胸胁胀痛，心烦易怒，夜寐不宁，口干目赤，舌质红，苔薄黄；脉弦数。诊其为血证（咳血），证属肝经气火上逆侮肺，肺络伤而咳血，治以清肝泻肺、凉血止血。方用柔肝方（丘和明教授经验方）加减：柴胡12g、白芍15、绵茵陈15g、鸡骨草20g、桑叶15g、墨旱莲10g、生甘草6g、青黛6（包煎）、海蛤壳20、茜草10g、地榆10g，水煎服，每日1剂，连服5天。并嘱患者保持心情愉快，避免恼怒，忌辛辣煎炙食品，以辅助治疗。

1996年11月16日二诊：患者服药3天后咳血明显减少，服完5剂后咳血基本控制，诸症改善，为巩固疗效上方去青黛、海蛤壳，加沙参15g、麦冬15g，水煎服，每日1剂，连服5天，以清肝疏肝、养肺阴、润肺燥。

1996年11月22日三诊：患者服药后无咳血，诸症消失，无特殊不适。改用丘和明教授经验方柔肝方合养阴止血方加减调理：柴胡12g、白芍15g、绵茵陈10g、鸡骨草20g、桑叶15g、生地黄15g、女贞子15g、墨旱莲10g、防风15g、巴戟天15g、山茱萸10g、淮山药10g、茯苓10g、甘草6g。并嘱病情稳定期间，可间断服用上方，预防出血。随访半年未再次发生咳血。

按：本患者病情西医诊断明确，属支气管扩张合并咳血。从发病过程和证候分析来看，是由情志化火，木火刑金，肺络损伤，血上溢而咳血。故治以清肝泻肺、凉血止血。符合张景岳提出的"血动之由，惟火惟气"和唐容川强调的"火升故血升，火降则血降""泻火即止血"等理论。本案例用丘和明教授经验方柔肝方加减治疗，取得了显著的治疗效果。本方柴胡疏肝，白芍、墨旱莲养阴柔肝、平肝，绵茵陈、鸡骨草、桑叶、青黛清肝，海蛤壳清肺化痰，茜草、地惹凉血止血。诸药合用达到治肝泻火为主，兼有清肺润燥、凉血止血之功效。故患者服药后止血迅速，疗效满意。病情稳定后，又根据肝为刚脏，体阴而用阳及出血后常伤阴耗津，易从火化而动血、出血，故用柔肝方合养阴止血方加减以清肝疏肝、平肝养肝、滋阴润燥、凉血宁血，继续治疗，稳定病情，调理善后，预防再发。

（五）丘和明教授学术思想的继承和发挥

1. 血证的发病与病机

（1）火热是血证初起与急性期的基本病机。

纵观中医历代血证文献及现代研究进展，血证的病机十分复杂，但概括起来不外火热、虚寒、血瘀三个方面。本人在丘和明教授的指导下，在临床实践中，发现大多数血证患者有不同程度的火热证候，且清热凉血法治疗不同证型的血证均有较好疗效。因此我们认为火热是血证急性出血期和血证初起的主要病机。这一认识也被现今同仁运用性味苦寒的单验方治疗众多不同证型的血证，并均取得明显的疗效所证实。

血得热则溢，遇寒则凝。《济生方》曰："血之妄行也，未有不因热之所发，盖血得热则淖溢。"《血证论》亦云："动血者多由于火，火盛则迫血妄行。"并明确指出，吐血初起邪实为其根本病机："吐血……且初吐时，邪气最盛，正虽虚而邪则实。试思人身之血，本自潜藏，今乃大反其常，有翻天覆地之象，血何从而吐出哉。"但临床上也可见到相反的一面，即虚的表现。血证初起与急性期，虚的证候归纳起来有以下两个方面：一是血虚，血虚在血证的虚证中占主导地位，为大量失血所造成；二为气虚。气虚的原因大致有二：部分是由患者的体质因素或原有的痼疾所造成（如引起呕血的一些消化道疾病胃溃疡、十二指肠球部溃疡等，平素多有脾虚的表现）；部分是由失血、气无所载而致，甚至可见到突然大量出血所致的气随血脱证。

在临床上血证患者常见头晕、心悸、乏力、面色苍白、舌淡、脉细等似是脾（气）虚的表现，实为血虚所致，对此应审因辨证，不可混淆。所以在病初起、急性出血期，病机以火热标实为主。但火热的性质有所不同，概括起来不外肺热、胃热、肝火、下焦湿热、热入阴血及阴虚炎旺。若机体感受风热燥邪或疫毒之邪，热壅于肺，或肺贮痰日久、郁而化热、肺络受损、血溢气道则发为咳血。热毒内入营血、灼伤脉络、迫血妄行、溢于肌肤则成紫斑。若情志抑郁或暴怒伤肝，致肝气不疏，郁而化火、肝火上灼肺金，肺脉受损则成咳血。

肝火横逆犯胃，损伤胃络，血随气火上逆可致吐血。《景岳全书》曰："怒气伤肝，动肝火则火载气上，动肝气则气逆血奔，所以皆能呕血。"而饮食不节，如过度饮酒，过食辛辣煎炸之品，过用温补之剂或其他药误，致燥热蕴积胃腑，火热灼伤胃络可成呕血。胃热炽盛，熏发于肌肤、迫血外溢则成紫斑。阴液不足、阴虚火旺也常引起各种出血证。如肺被燥邪所伤及痨虫感染，肺阴受损，阴虚火旺、灼伤肺络而成咳血。

劳倦过度或久病热病之后，脏腑内伤，阴精亏虚、虚火迫血妄行，溢于肌肤则成紫斑。《不居集》曰："衄血虽多由火，而惟于阴虚者为多。"各种原因引起热胜于内，下注膀胱，热盛于下焦，肾与膀胱为热熏灼，脉络受损，血渗于膀胱则尿血。《金匮要略》曰："热在下焦者则尿血。"《证治汇补》曰："是溺血未有不本于热者，但有各脏之虚实不同耳。内因，或肺气有伤，妄行之血，随气化而降，胞中或脾经湿热内陷之邪，乘所胜而下传水府。或肝伤血枯，或肾虚火动，或小肠热结，或心胞伏暑，俱使热乘下焦，血随火溢。"

总之血证初起及急性出血期，病机以火热标实为主，而常见的火热之邪有胃热、肝火、肺热、下焦湿热、热入营血、阴虚火旺。气虚既非导致出血的直接因素，也非急性出血期的主要表现。

（2）脾（气）虚常贯穿于某些血证发病的全过程。

脾胃居中焦，为人体后天之本，脾胃之气不足，功能受损可诱发多种疾病。正如李东垣指出的："既脾胃之气伤，则中气不足，中气不足则六腑阳气皆绝于外，故营卫失守，诸病生焉。"在血证的发病过程中脾（气）虚常贯穿于疾病的全过程。

首先引起血证的原发病大多存在着脾虚的证候。如以吐血（黑便）为例，我们观察到引起吐血（黑便）的原发病均在不同程度上兼有脾虚的证候。引起吐血（黑便）最常见的原发病之一是溃疡病，其根本病机就为脾胃气虚。溃疡患者脾气不足，易受饮食、劳倦、药误等影响，使中焦运化无力，聚湿生热；或肝气郁滞等皆可引起胃火，火灼血络而出血。

现代医学研究表明：脾胃与机体的免疫力密切相关，脾气虚患者和实验性脾虚动物模型的体液免疫和细胞免疫功能与正常人（组）相比都有显著变化。咯血、呕血（黑便）、紫斑、尿血等血证多由感受风热燥邪、饮食劳倦等因素诱发，"邪之所凑，其气必虚。"人体若脾胃虚弱、元气不足、卫不外固，则外邪易于侵入而诱发血证。

另外，在出血的过程中由于血的丢失，气无所居，溢散于外，则出现气虚证。如溃疡病时好时坏、肺痨后期、慢性原发性血小板减少性紫癜久治不愈、慢性肾炎沉疴难起等，所引起的黑便时有时无，咳血时断时续，紫斑时隐时现，尿血缠绵不愈等血证的慢性、迁延性阶段常会见到肢寒怕冷、胃纳不佳等脾胃阳气虚寒的表现。正如《景岳全书》所述："动血之初多由于火，及火邪既衰而仍不能止者，非虚即滑也。"而在短期内大量出血时，可出现气随血脱、元气欲绝的极虚证候。另外据东垣阴火理论："火与元气不两立，一胜则一负。"体内邪火的亢盛，必销灼元气，而导致气虚证候。

综上所述，某些血证的原发病常兼有不同程度的脾（气）虚证，脾胃气虚易使外邪内侵而诱发血证。而反复出血又会加重气虚证，在大出血时更会出现气脱证。故脾（气）虚是贯穿于某些血证发病过程中的常见兼夹证之一。

（3）瘀血作为"因"与"果"参与了血证的发病。

在血证中瘀血为一常见的病理产物。在出血阶段由于离经之血不能完全、迅速地排出、消散，停留于体内而成瘀血。而引起血证的原发病若经久不愈，久病入络，脉络瘀阻，也可成瘀，所以在血证的发生、发展过程中常伴有瘀血的存在。而瘀血既可郁而化火，又可阻滞血脉，影响正常血液的运行而诱发加重出血。如《血证论》指出离经之血可造成"新血不能安行无恙，终必妄走而吐溢矣"。

总之，血证的病机十分复杂，本人在随丘和明教授临床诊治血证的过程中，对血证的病机有了进一步的认识，认为火热是血证初起及其急性期的主要病机。在血证的慢性迁延期，火热虽为导致出血的基本原因，但在这一阶段脾虚与瘀血也是常见的证候。另外出血急剧而量大的血证，其病机常有很大变化并较为复杂，如常见的气随血脱等。

（4）肝不藏血是血证的重要病机之一。

丘和明教授认为，诸血证伴有肝经病证者（包括肝郁、肝热、肝火上炎、肝阳上亢、肝阴不足），皆可视为肝不藏血所致。肝为刚脏，内寄相火，体阴而用阳。或因酒食伤肝，或因外邪袭肝，或因情志抑郁，则肝失疏泄，气机郁滞，郁久化热，化火伤络，而致血证。肝脏调血气、和气机，是调畅气血的重要枢纽，肝藏血正是其调畅气血的基础，因此肝不藏血是血证的重要病机之一。

2. 血证的治则治法

（1）急则治其标，清热凉血、止血为血证初起及其急性期的根本治法。

"血病，火也。"而诸邪热之中尤以胃热最为常见，故首清胃热就成为治疗血证的第一要法。

脾胃居于中焦，为人体气机升降之枢纽，若饮食不节，致燥热蕴积胃肠，或情志不遂，肝气郁结化火，横逆犯胃，胃中热盛，火乘金位，肺络受伤则成咳血，胃络受伤则成呕血、黑便。熏发于肌肉，迫血外溢则成紫斑。中焦湿热传注下焦，脉络受伤，血渗膀胱则可致尿血。因此在血证中应首查胃热的有无，若胃热存在，那么清胃热就成为治疗血证的主要方法。而清胃热常以泻心汤为代表方。仲景曰："心气不足，吐血、衄血，泻心汤主之。"

泻心汤由大黄、黄芩、黄连组成，以泻胃中积热为主。如《血证论》所说："方名泻心，实则泻胃，胃气下泄，则心火有所消导，而胃中之热气亦不上壅，斯气顺而不逆矣。""况血入胃中，则胃家实……必亟夺其实，釜底抽薪，然后能降气止逆。"用泻心汤直折胃中积热，可达到止妄行之血的目的。当然用泻心汤并不是清胃热唯一的选择。

据文献报道，在治疗胃中积热所致的出血时，犀角地黄汤、黄连解毒汤、十灰散等同样可取得较好的疗效。如《血证论》所云："然亦有病之轻者，割鸡焉用牛刀？葛可久十灰散亦可得效，义取红见黑即止之意。"丘和明教授结合前人经验，以自己的临床实践为基础，筛选出紫珠草、地荃，配制成紫地合剂及紫地宁血散，该方具有清热凉血、止血的功用，治疗多种血证均取得了较好疗效。但在治疗上消化道出血时因其清热之力欠佳，故采用紫地合剂冰冻液洗胃的给药方法，增加了该药的寒凉之性，加强了清胃热之力，从而提高了治疗血证急重症的疗效。

在内科常见血证如咳血、呕血、黑便、紫斑、尿血中，其火热病机除胃热外，还常见到肝火、肺热、膀胱湿热和阴虚火热。如邪（痰）热壅肺，肝火犯肺常为支气管扩张、肺癌引起的咳血的主要病机。而阴虚火旺又是肺痨咳血的常见病机，尿血与紫斑的虚证又多见阴虚火旺。对上述情况的治疗，肝火旺者宜清肝泻火，常用方如龙胆泻肝汤、丹栀逍遥散、滋水清肝饮、左金丸等。肺热者宜清泻肺热，选用方桑杏汤、泻白散、左金丸、清金化痰汤等加减。膀胱湿热者宜清利湿热，常选小蓟饮子和八正散加减。热入营血者选用犀角地黄汤及清营汤加味。阴虚火旺者常选用玉女煎、茜草散、清中饮、养胃汤、百合固金汤、知柏地黄汤等加味用药。

综上所述，血证在初起急性出血期，以清热凉血、止血为根本治法，而清热凉血之法又根据邪热所在的脏腑及属性的不同，分为清胃热、泻肝火、除肺热、祛膀胱湿热、清营凉血与滋阴清热。但血证初期及急性出血阶段，其病机多较复杂，且病势多急，"存得一分血，便保得一分命。"因此在临床上选用具有清热凉血、止血功效的验方成药便成为治疗血证快速而有效的方法。丘和明教授研制的紫地宁血散、紫地合剂，全国血证协作组的其他同仁研制的血宁冲剂、大黄醇提片等，均具有不同程度的清热之功，在治疗血证时取得了较好的疗效，为中医治疗血证急症奠定了基础。

（2）缓则治其本，益气健脾、祛瘀通络、滋阴养血为治疗慢性反复渗血及预防再次出血的收功之法。

在临床上常可见到部分血证来势不急，起病较缓，出血程度较轻，迁延难愈。这种情况有时也见于急性大出血，经治疗后病情缓解，但出血尚未完全控制，如黑便时有时无，或大便潜血试验呈阳性，或无肉眼血尿，但镜检时红细胞间歇出现，或紫斑日久，斑点散在，斑色淡红，紫暗不一，或咳血仅见晨起痰中夹有少许血丝，血色多暗。此时患者多兼见面色苍白少华或萎黄，身疲乏力，头晕目眩，耳鸣心悸，口淡或口泛清涎，气短声低，肢冷畏寒，腹胀纳差，舌淡或暗，苔白或白腻，脉虚细弱或沉而无力或偏数。

在这一阶段火热已非病机的主要方面，而病变性质主要表现为引起血证原发病的病机。如引起呕血、黑便的消化道原发病，常见脾胃阳气虚弱；引起咳血的肺痨后期，出现肺脾肾三脏阴阳俱虚等。或为长期大量失血后的气血两虚证，或溢于脉外之血未能消散、停积而成的瘀血等也可造成出血。如《景岳全书》所说："虽血之妄行由火者多，然未必尽由火也，故于火证之外，则有脾胃阳虚不能统血者。"故在此阶段的治疗，应遵循缓则治其本的原则，应重点放在益气健脾上，以增强脾的统摄作用。

另外通过祛瘀通络、滋阴养血等方法，也可达到根治慢性反复性出血的目的。至于如何具体地运用益气健脾、祛瘀通络、滋阴养血等方法，应视出血部位的不同、虚损程度的差异而分别施治。但总的来说，补气勿过用刚燥、辛猛、升提之剂，以防动气助火。祛瘀慎用破血之剂以防动血。滋养阴血不可过于滋腻，以防碍脾而绝气血生化之源。

（3）柔肝藏血四原则为血证常用治则。

丘和明教授认为肝不藏血是血证的重要病机之一，他针对肝不藏血提出了清肝、养肝、平肝、疏肝四法并用的治疗方法，以达柔肝藏血之功。肝失疏泄是肝不藏血的根本机制，所以疏肝是治疗肝不藏血的基本原则；疏肝可杜郁火之源，可助清肝之效；肝不藏血多有肝阴不足、阴虚内热、肝阳上亢，故清肝火、平肝气、养肝血作为辅助原则必不可少。平肝以制肝阳上亢，可助疏泄之功，养肝以补亏虚之阴血，可强清肝之用。故在疏肝清肝的同时，辅以滋水涵木、平肝养肝，可以更加有效地达到柔肝藏血的目的。

丘和明教授根据自己长期的临床经验，提出滋水清肝饮加减治疗肝不藏血的方法。滋水清肝饮肝肾同治，方中用六味地黄丸滋肾阴、养肝血，逍遥丸加牡丹皮、栀子疏肝气、清肝热。此方在临床应用中还可根据实际情况适当加减，疏肝可选用素馨花、郁金，清肝可用栀子、龙胆草、夏枯草、草决明、绵茵陈、鸡骨草、独脚金、菊花，平肝宜用白芍、生牡蛎、石决明、珍珠母，养肝可加生地黄、女贞子、桑葚、枸杞子等，同时宜酌加止血之品，如茜草、仙鹤草、墨旱莲、紫珠、地苍、阿胶、小蓟等。

总之，肝藏血的概念具有比较明确的含义和生理基础，肝不藏血会导致多种病理变化，把肝藏血理论应用于临床指导血证的治疗，可以取得较好的临床治疗效果，所以肝藏血理论以及从此理论引申而来的柔肝藏血四原则在指导血证治疗方面具有较大的临床意义。

二、尿血

尿血，中医亦称"溲血""溺血"。指小便中混有血液或纯下鲜血，排尿时无疼痛的一种疾病。《伤寒杂病论》首次提出尿血病名，且提出尿血与"热"关系密切，"热在下焦者，则尿血"，又认为"少阴病，八九日，一身手足尽热者，以热在膀胱，必便血也"，对尿血已有初步的认识。《明医指掌·尿血》："尿血者，小便血也。"《医碥·溲血》说："痛者为血淋，不痛者为溺血。"西医的血尿是指离心沉淀尿中每高倍镜视野≥3个红细胞，或非离心尿液超过1个或1小时尿红细胞计数超过10万，或12小时尿沉渣计数超过50万，均示尿液中红细胞异常增多。其病因有泌尿系炎症、结核、结石或肿瘤、外伤、药物反应等，包括镜下血尿、肉眼血尿。无症状镜下血尿，在以人群为基础的调查中为2.5%～20%。西医血尿与中医尿血同中有异。前者根据显微镜下的形态学分类，后者按照病人是否疼痛的自觉症状分类。由于血尿既包括中医所指的无痛性尿血，也包括痛性血淋，故血尿的含义要比尿血广泛。丘和明教授认为西医的血尿和中医的尿血病因病机基本类同，也应当从尿血论治。

（一）病因病机

尿血多因热扰血分伤及脉络所致，病位在肾与膀胱。其主要发病机理为热蓄肾与膀胱。

1. 阴虚火旺

房室不节，纵情色欲，相火妄动或因忧劳过度，肾阴亏损，阴虚火旺，灼伤膀胱血络，络伤血溢，遂成溲血。《景岳全书》指出："此多以酒色欲念，致动下焦之火而然。常见相火妄动，逆而不通者……甚则见血。"

2. 脾肾两亏

饥饱劳倦伤脾，淫欲过度，久病失养伤肾，脾虚则中气不足，统血无权，血随气陷，肾伤则下元空虚，封藏失职，固摄无力，渗入水道，血随尿出。《黄帝内经》云："中气不足，溲便为之变。"

3. 气阴两伤

久病不愈，脏腑失调，反复传变，病及他脏，日久及肾，精血受损，气阴亏耗，阴虚火旺，迫血妄行，络伤血溢，而致尿血且久病不愈。

4. 心火亢盛

《诸病源候论·小便血候》说："心主于血，与小肠合，若心象有热，结于小肠，故小便血也。"

5. 热结膀胱

内外邪热，下注膀胱，伤及阴络，血随尿出。《血证论》中云："热结膀胱，则尿血。"

6. 气滞血瘀

气机受阻，气滞血瘀，瘀久则络破血溢，血渗膀胱而成尿血。

7. 火毒炽盛

火毒内壅，迫血妄行，肾及膀胱之脉络受损，血溢水道而成尿血。

丘和明教授认为血尿的发生其病因有内外、虚实等不同，外因多为风热邪毒或湿热邪毒侵袭人体所致，风邪外袭，首先犯肺，肺为娇脏，外合皮毛，易受邪侵，不耐寒热，而风为百病之长，可以挟毒侵袭于肺，肺失宣降，不能通调水道，热邪入肾；同时因肾经上络于咽部，邪热循经下迫于少阴肾，灼伤络脉导致小便出血。如《诸病源候论·小便血候》说："风邪入于少阴，则尿血。"或外感火热之邪，太阳经脉受累，传经入里，热结膀胱，血络受损，发为尿血。另外湿热下注膀胱灼伤脉络亦可血溢脉外而致血尿，正如《素问·气厥论篇》所说："胞移热于膀胱，则癃溺血。"外感病机重点以邪实热盛为主。

内因多为脏腑气血阴阳失调，或脾气虚弱，脾不统血，"气为血帅"，统摄无权，血无所主，血不循经，发为血尿。如《金匮要略》云"中气不足，溲便为之变"，或因情志内伤，忧愁惊恐，扰乱心神，心经郁热，下移小肠，迫血妄行而致尿血；或肝胆火热之邪，结于下焦，以致热扰血分，损伤脉络，则成尿血。或素体阴盛或者热病之后，灼津伤阴，或者纵情思欲，房劳过度，或者失血日久，伤及阴液，或者过服助阳药物，以致肾阴亏耗，水不济火，相火妄动，灼伤脉络，不能使血行常道而发血尿。或情志失调等使肝失疏泄，气机疏泄不力，致气机郁结不畅，影响及血，血液运行障碍，血失常道致尿血。

丘和明教授从肝藏血理论分析认为，肝为刚脏，内寄相火，体阴而用阳。肝失疏泄，气机郁滞，郁久化热，化火伤络，而致尿血。肝脏调血气、和气机，是调畅气血的重要枢纽，肝藏血正是其调畅气血的基础，肝不藏血是尿血的重要病机之一。唐容川云："离经之血，虽清血鲜血，亦有瘀血。"故瘀血既是形成血尿的病理产物又是致病因素，故应考虑瘀血在尿血的发生过程中的特殊意义，如《血证论》讲："凡系离经之血，与荣养周身之血已暌绝而不合。"内伤病机重在正虚和血瘀，虚又分气血阴阳。

综上所述，丘和明教授认为本病根于素体虚弱和邪实侵袭，其病机特点为本虚标实或是虚实夹杂。

此外，丘和明教授还强调血瘀贯穿始终，初期外感邪热，血与热邪互结，或血受热煎熬而黏滞，运行不畅，火热邪灼伤脉络，血溢脉外，留于体内而成瘀；病久则气阴两虚，阴损及阳，阴阳两虚，阴虚津血不足，脉道不濡，血行涩滞而瘀，气虚推动血液运行不畅必致瘀，病久阳伤，阳气不足，温煦无力、凝滞而成瘀。

（二）临床表现

1. 症状、体征

尿血的主要表现是尿颜色的改变，除镜下血尿颜色正常外，肉眼血尿根据出血量多少而呈不同颜色，甚至出现血凝块。部分患者伴有尿频尿急和排尿困难、腰痛、发热等。其他症状、体征以及常见并发症随原发病的不同而表现迥异，可出现四肢皮肤瘀斑、肾区叩击痛等。

2. 实验室和其他辅助检查

对于尿血病人除常规检查尿常规、尿沉渣镜检、尿红细胞位相等，应着重针对可能引起咳血的原发病进行有所选择的检查，以利于明确诊断，判定病情。可行尿蛋白测定、尿三杯试验、血清抗核抗体检查、血清抗双链DNA抗体和补体检查、腹部平片、静脉肾盂造影、肾脏超声检查、肾CT扫描等，必要时肾活检可提供病理组织学的诊断。临床上，98％以上的血尿是由泌尿系统本身病变所引起的，如泌尿系结石、感染（细菌感染或结核感染）、肿瘤、损伤、血管异常或变异，泌尿系息肉、憩室、异物，肾下垂，游走肾，肾梗死，肾皮质坏死，肾乳头坏死，肾动脉硬化，肾静脉血栓形成，溶血性尿毒症综合征，各种原发性或继发性肾炎，遗传性肾炎及药物、毒物、放射线等引起的肾损害等，应进行认真的鉴别诊断。

（三）辨证论治

丘和明教授认为，尿血的辨治关键是抓住火、气、血三个主要致病因素。正如《景岳全书·血证》所说："凡治血证，须知其要，而动血之由，惟火惟气耳。"火有实火与虚火之分，气乃脾肾气虚，"气伤血无以存"也。血指瘀血，是因"久病必瘀"，或损气者，气滞血瘀。因此，治血之要在于治火、治气、治血。实火宜以清热泻火为主，虚火宜以滋阴降火为主；治气以补气摄血为主；治血应以活血凉血、祛瘀止血为主。对各种兼证应分清标本缓急，急则治其标，缓则治其本，切忌只顾收涩止血，具体分述如下。

1. 辨证要点

（1）辨病位。尿血的病位在肾与膀胱。

（2）辨外感内伤。由外感所致的尿血，以邪热为主，发病急骤，初起多见发热恶寒等表证；由内伤所致的尿血，一般起病较缓慢，先有阴阳偏盛、气血亏虚或脾肾虚衰的全身症状，其后表现为尿血。

（3）辨虚实。尿血皆由"火"所致，凡起病急骤、尿色鲜红、尿道有灼热感，伴见恶寒发热、口苦咽干、舌质红、苔黄腻、脉象弦数或浮数者，包括内外感之邪所致，皆属实证；若病程日久、尿色淡红、腰膝酸软、潮热盗汗、面红口干，或者面色萎黄、倦怠乏力、舌质淡或淡红、苔薄白、脉细数或细弱者，包括由内伤而阴虚、气虚、脾虚、肾虚所致者，皆属虚证。临证之时，当仔细辨之。

（4）辨阴阳。尿血以肾阴不足、阴虚火旺为多见，若病程日久不愈，阴损及阳，轻为阳虚，或阴阳两虚。

（5）辨血色。血液随小便而出，可因出血量之多少、病程之久暂，而表现出血色的深、淡、鲜、黯，如出血量少者，一般尿血微红，出血量大者，尿血较深。属火盛迫血者，尿血鲜红；气血亏虚，气不摄血的，一般尿血淡红；若见尿中夹有血丝、血块者，是属于瘀血内阻之证。

2. 治疗要点

（1）泻火法。火热灼伤阴络，是导致尿血的主要原因。外感实火者，宜清热泻火，此即釜底抽薪、直折亢盛之焰，使火去营血自安；内伤虚火者，宜滋阴降火，即所谓"壮水之主，以制阳光"，使阴复火平而血自宁。

（2）补虚法。久病尿血者，易致阴阳气血俱虚，摄纳无权，更致尿血经久不愈。根据"虚则补之""损者益之"的原则，在辨证论治的基础上，或益气养血，或健脾补肾，或温阳摄血，同时适当加入固涩收敛之药，如牡蛎、金樱子等，以增强止血效果。

（3）止血法。根据病情采用凉血止血、活血止血、收敛止血的方法，急则治其标，对防止阴血重伤、气随血脱之危证，具有相当重要的意义。但在止血的同时，要注意不能留瘀。

3. 分型论治

（1）阴虚火旺。

主症：小便频数短赤带血，口干心烦，颧红潮热，舌红少苔，脉细数等。

治法：滋阴清火，凉血止血。

方药：知柏地黄丸。尿血明显者，加大蓟、小蓟各20g，墨旱莲15g，以凉血止血；如有低热者，可加地骨皮10g，银柴胡、炙鳖甲各15g，以滋阴清热；心烦失眠者，加远志10g，夜交藤、酸枣仁各15g；头晕目眩者，可加钩藤15g，菊花10g。

（2）心火亢盛。

主症：小便短赤，尿中带血鲜红，尿道灼热，口舌生疮，舌尖红苔黄，脉细数等。

治法：清心泻火，凉血止血。

方药：小蓟饮子。尿血甚者，加仙鹤草15g；尿血夹瘀块、尿痛者，加桃仁10g，琥珀末2g；大便秘结，加大黄10g；发热加金银花15g，连翘10g；心烦少寐，加川黄连

5g，麦冬15g。

（3）热结膀胱。

主症：发病急骤，初起多见恶寒发热，口渴喜饮，尿道灼热，尿血鲜红，舌红苔薄黄，脉数等。

治法：清热泻火，凉血止血。

方药：导赤散。尿血多加白茅根30g，墨旱莲15g，以凉血止血；恶寒发热，加金银花15g，荆芥10g，以清热透表；胸闷、纳呆、尿赤，加滑石20g，薏苡仁15g，以清化湿浊。

（4）气阴两伤。

主症：小便频急，尿血色鲜红，神疲乏力，口燥咽干，手足心热，舌淡苔薄白，脉细缓等。

治法：益气养阴，凉血止血。

方药：生脉散。尿血甚可加阿胶、茜草根各10g；低热加鳖甲15g，知母10g；盗汗加浮小麦、糯稻根各15g。

（5）热毒迫血。

主症：高热不退，汗出口渴欲饮，烦躁不宁，尿血鲜红，舌红苔黄腻，脉弦数等。

治法：泻火解毒，凉血止血。

方药：黄连解毒汤。尿血甚者加牡丹皮10g，生地黄、藕节各15g，以凉血止血；津少口干者，加石斛、玄参各15g，天花粉20g，以养阴生津；火毒内炽者，加金银花15g，青黛10g，以清火解毒。

（6）肝不藏血。

主症：小便频数带血，尿血淡红，伴头晕，目眩，口干，口苦，疲倦，烦躁易怒，胃脘疼痛，舌红，苔黄，脉弦细。

治法：清肝疏肝，平肝养肝。

方药：柴胡12g，白芍15g，绵茵陈15g，鸡骨草20g，桑叶15g，生地黄15g，女贞子15g，墨旱莲10g，防风15g，甘草6g。肝郁有热者，加栀子10g、牡丹皮15g、川楝子15g以清内热；气郁甚者，加香附15g、郁金15g，以理气解郁；腹痛明显者，加重甘草，重用白芍30g以缓急止痛；小便不利者，加茯苓15g以利小便。

（7）脾肾两亏。

主症：小便频数带血，尿血淡红，纳差，神疲，腰酸痛，舌淡苔白，脉虚弱等。

治法：健脾益气，补肾固摄。

方药：补中益气汤合无比山药丸。尿血量多者，加阿胶15g，仙鹤草20g，炒蒲黄10g；尿血日久不止者，可加牡蛎、金樱子各15g，以加强固涩之力；畏寒、腰背酸冷者，加鹿角胶15g，狗脊10g。

（8）气滞血瘀。

主症：尿血暗红或夹血丝，反复发作，少腹刺痛拒按，舌质紫暗，苔薄白，脉沉涩等。

治法：行气、化瘀、止血。

方药：茜草散合蒲黄散。有寒象者，加黑姜、艾叶炭各10g；有热象者，加生地黄15g，牡丹皮10g；少腹有癥积包块者，可加牡蛎、夏枯草各15g，丹参30g，莪术10g，以软坚散结消癥。

（四）临证经验

丘和明教授是岭南血证名家，对各种血液病、内科杂病具有独到的诊疗方法，临床疗效显著。丘和明教授在长期对血尿的治疗中，总结出其特有的临床经验。

1. 奇正相合、巧治血尿

丘和明教授认为血尿的病因病机较复杂，热邪为患虽为主要病因，但临床表现往往以表里同病、瘀热互结、寒热虚实夹杂等情况兼夹出现，治疗时不可拘泥于一法一方。特别是对于难治性、反复发作性血尿，常需另辟蹊径，在辨证论治主方基础上兼顾祛风、清肺、柔肝、化瘀、治气。

（1）祛风。风为百病之长，亦为阳邪，易耗血动血，风多夹他邪袭表，引动内邪发病，而风邪袭表为血尿患者一个临床常见的致病或促病因素。而血尿为血络受伤而致，中医认为"伤于风者，上先受之"，肺卫主表，易伤于风，而呼吸道乃肺与外界连接的唯一通道，外感风寒、风热之邪易于伤及，外邪牵动内邪，可加重血尿病情。临床上常见的各种急慢性肾脏病，一旦感冒后病情会明显反复，临床症状包括血尿都会明显波动，治疗时如遇有外感风邪及兼夹症状多加用祛风解表之剂，可及时控制病情，解表祛风多选用荆芥、防风、金银花、蝉蜕、浮萍等。同时对于无明确表证的难治性血尿，在症情复杂、难以控制时，治疗时可加用搜风剔络之药，多选用徐长卿、菝葜、肿节风、僵蚕、四季青、西河柳、雷公藤、拉拉藤等。

（2）清肺。肺为水之上源，肾为水之下源；三焦为水液运行之通道，肺肾在水液的代谢过程中互相协调，在病理上又相互影响。而肺为上焦之华盖，肺与外界相通而最易受外邪影响。因而，肺部病变极易影响肾脏而加重肾脏原有疾病的病情，是多种慢性肾脏病治疗过程中容易反复发作的一个主要入邪途径。血尿主要致病邪气责之于热，同气相求，因而肺热最易加重血尿，治疗中要善治肺，且重在清泻肺热。问诊时要注重咽部症状，如有咽部红肿痛疼，则用药时适当加用金银花、蒲公英、白花蛇舌草、黄芩、鱼腥草等清泻肺热之品。

（3）柔肝。肝脏调血气、和气机，是调畅气血的重要枢纽，肝藏血正是其调畅气血的基础，肝不藏血是血证的重要病机之一。针对肝不藏血，丘和明教授提出了清肝、养肝、平肝、疏肝四法并用的治法，以达柔肝藏血之功。肝失疏泄是肝不藏血的根本机制，所以疏肝是治疗肝不藏血的基本原则；疏肝可杜郁火之源，可助清肝之效；肝不藏血多有肝阴不足、阴虚内热、肝阳上亢，故清肝火、平肝气、养肝血作为辅助原则必不可少。平肝以制肝阳上亢，可助疏泄之功，养肝以补亏虚之阴血，可强清肝之用。故在疏肝清肝的同时，辅以滋水涵木、平肝养肝，可以更加有效地达到柔肝藏血的目的。常用柔肝方：柴胡、白芍、绵茵陈、鸡骨草、丹参、山药、白术、巴戟天、茯苓、枸杞子、菟丝、防风。

（4）化瘀。湿浊久郁，或情志怫郁、气机不畅、气滞血瘀，或劳伤而气滞血瘀，或气虚血瘀，或膀胱内有癥积，瘀血阻滞膀胱与肾络脉，血不循经溢于脉外，则发为尿血。

尿血紫暗或有血块，小便不畅或有刺痛。治当活血化瘀。药用桃仁、红花、茜草、蒲黄炭、三七、炮山甲等。

（5）治气。气有余便是火，气行则血行，气滞则血瘀，治疗时当兼顾疏肝理气。尤其久病，气血瘀滞，更应理气通气，气顺则血脉通、瘀滞除。疏肝理气药用柴胡、香附、郁金、延胡索、乌药、香橼皮、八月札、绿梅花、佛手等。气虚亦可致瘀，气虚无力推动血液在脉中运行，气能生血，气虚则无以运化水谷精微，血失所养，而致血虚精枯，日久则经脉瘀阻；气能摄血，血在脉中循行而不溢出脉外，主要依赖气的固摄作用，气虚则不能固摄血液（气虚不固），可致血溢脉外，出现各种出血病症（气不摄血）。治疗宜补气摄血，方选归脾汤、补中益气汤、无比山药丸等化裁。

2. 中医整体观贯穿始终

丘和明教授认为在辨证论治的基础上，还应根据血尿存在病程长、症情复杂、兼症多和易反复等特点，在整个用药的过程中始终要注意以下几个方面：

（1）注重顾护胃气。中医认为脾为后天之本，要保证患者能够坚持完成长达半年甚至一年以上的疗程，就必须十分注重对于胃气的顾护。临床组方常将陈皮、焦谷芽、焦麦芽、茯苓、白及等药物灵活运用于治疗之始终。

（2）止血而不留瘀。血尿的病程一般都比较长，中医认为"久病必瘀"，而且所谓"瘀血不去，出血不止"，很多血尿症状本身即由瘀血引起，在血尿的治疗过程中，应注意活血化瘀药物的运用，须始终贯彻"止血而不留瘀"的指导思想。具体体现在遣方用药中的三大原则：①凉血止血的药物避免与清热解毒的药物同用；②药性寒凉的止血药当与理气药同用，所谓"气行则血行"，防止血液凝滞；③重用止血而不留瘀的药物，如莲房炭、地锦草、凤尾草、荠菜花炭等。

（3）分清标本缓急，适时调整用药。注重把握标本兼治的有利时机，在控制血尿症状的基础上，同时加强中药的调理作用，从而逐渐改善患者体质。通过止血治标以确保能够有效地扶正治本，加强扶正治本可巩固止血治标的疗效。在治疗过程中，患者的病情很容易出现反复，这是因为引起血尿的本质是患者本身存在着气虚、阴虚或肾虚，所以只有通过益气、养阴、补肾等扶正的方法，适时调整用药，才能防止血尿复发。

总之，血尿是一个多因素引起的肾与膀胱功能失常，随着现代发病机理研究的不断发展，对该病的认识也会越来越清晰，因此治疗要中医辨证论治与西医辨病相结合，以提高疗效，治疗的方法也需要不断地探索与调整。

参 考 文 献

[1]樊亚巍. 清热凉血法治疗血证的研究. 广州中医药大学，1997.

[2]樊亚巍. 中医药治疗咯血的临床研究现状[J]. 新中

医，1995，27（9）：62-63.

[3]樊亚巍. 中医药治疗上消化道出血的研究进展[J]. 中医文献杂志，1996（3）：44-46.

[4]樊亚巍. 清热凉血法治疗血症的临床及机理研究进展[J]. 中医文献杂志，1998（1）：40-42.

[5]樊亚巍. 加强中药清热凉血之力对上消化道出血疗效的影响[J]. 甘肃中医学院学报，1998，15（专辑）：142.

[6]樊亚巍. 溃疡性上消化道出血中医辨治与微量元素的关系[J]. 广东微量元素科学，1999，6（4）：34-36.

[7]樊亚巍. 紫珠草注射液对DIC实验动物血管内皮素的影响[J]. 中国临床医药研究杂志，1999，10（11）：1720.

[8]樊亚巍. 紫珠草注射液对DIC实验动物血浆中分子物质的影响[J]. 中华临床医药杂志，2001，13（4）：484.

[9]樊亚巍. 血证病机及治法的再认识[J]. 中国中医急症，2002，11（3）：198-199.

[10]樊亚巍. 紫珠草注射液对弥散性血管内凝血家兔解剖结构的影响[J]. 中国中医急症，2003，12（3）：259.

（樊亚巍　杨振江）

第三章 丘和明教授诊治血小板减少性紫癜学术思想与传承

一、原发性血小板减少性紫癜

（一）概述

1. 定义

原发性（或特发性）血小板减少性紫癜（简称ITP）是血液系统一种常见的原因不明的获得性出血性疾病。以多部位皮下点状或片状出血（四肢末端更多见）、血小板减少、骨髓巨核细胞数正常或增多，以及缺乏任何原因，包括外源的或继发性因素为主要特征。

目前认为，患者体内产生抗血小板抗体，从而使血小板破坏过多，血小板寿命缩短，是导致ITP发病的主要机制。表现为外周血小板计数快速下降，而作为血小板发源地的骨髓巨核细胞数则正常或增多，巨核细胞变性、幼稚化。因其发病机制与自身免疫有关，故又称自身免疫性血小板减少性紫癜。本病最早由美国科学家Werlholf于1735年报告，故最初曾被称为Werlholf病。

根据其临床表现、发病年龄、血小板减少持续的时间和治疗效果的不同，通常将原发性血小板减少性紫癜分为急性型和慢性型两种。急性型多见于儿童，无性别上的差异，发病前常有病毒感染史，多为自限性疾病；慢性型主要见于成年人，成人男女发病比例为1：（1.35～2.3）。

2. 发病率

原发性血小板减少性紫癜是内科临床最常见的出血性疾病，约占出血性疾病总数的30%。国内尚无本病的流行病学资料，而在美国和英国，流行病学调查显示，其发病率为（3.7～4.1）/10^{5}人口。其中，女性为（4.1～4.7）/10^{5}人口，男性为（3.1～3.7）/10^{5}人口。无论男女，在血液系统疾病中，ITP均属于高发疾病。随着人类社会工业化现代化进程的加快，ITP的发病率更有增加的趋势。

3. 中医学病名

原发性血小板减少性紫癜属于中医血证中的"紫斑""肌衄"和"葡萄疫"的范畴。紫斑一名紫癜，是以血液溢出肌肤之间，皮肤出现青紫斑点或斑块为特征，并伴有鼻衄、齿衄，严重者可有呕血、便血、脑衄。肌衄与紫斑略同。

（二）病因病机

1. 病因

（1）火热毒邪。热盛迫血是紫癜发生的主要病机。热盛之由，多因外感风热燥邪与气血相搏，酿成热毒，病及血脉及胃腑。脾胃主肌肉四肢，若胃热炽盛，蒸发于四肢肌肉，血脉受火热熏灼，遂致血热妄行，从肌肤腠理溢于脉外，少则成点，多则成片，瘀积于肌肤之间而为本病。

除外感热毒外，情志、饮食、劳倦等原因导致的内脏损伤，阴阳失衡、阳气内盛而蕴生的内热，亦会导致本病的发生。

（2）气虚不摄。由于素体脾虚，或脏腑内伤，脾气亏虚，血失统摄，外溢肌肤而成本病。

（3）阴虚火旺。阴虚火旺可因火热毒邪伤阴，或热迫血行，反复出血，阴血亏耗，虚火由生，火灼迫血，更加重出血。另一方面，由于情志、饮食、劳倦等原因，导致脏腑内伤、阴精亏耗，也是形成阴虚火旺的原因。阴精既耗，虚火内炽，遂致火热灼络，迫血妄行，外溢于肌肤而发为本病。

（4）瘀血内阻。实火或虚火既可伤津耗液，致津亏不能载血以行而成瘀，也可灼血使之凝结而瘀塞。而气虚无力行血，亦可致瘀血停留。瘀血既成，则妨碍血液的正常运行，血液溢出脉外而成本病。

2. 病机

上述四点，气虚不摄、阴虚火旺与瘀血内阻三者最为常见。既是出血的原因，又是出血的结果，且往往并存。若从病机立论，则可归纳为虚、火、瘀三端。虚包括阴虚、气虚和血虚。阴虚又可细分为肝阴虚和肾阴虚，气虚则可分为脾胃气血和肝郁脾虚，火则可分辨为实火与虚火，实火责之心肝火盛，虚火责之肝肾亏损。瘀则与心肝肾关系密切。

3. 丘和明对本病的认识

血小板减少性紫癜临床以出血为主要表现，而血的正常生理功能与肝脏密切相关。故丘和明认为肝在调节血液的正常运行方面具有举足轻重的地位。丘和明认同《素问·五脏生成篇》所言之"故人卧血归于肝"及王冰之注释："肝藏血，心行之，人动则血运于诸经，人静则血归于肝脏。何者？肝主血海故也。"

诸家理论认为，肝藏血、主疏泄是指肝脏不仅具有贮藏血液、调节血量的作用，同时还能防止出血。肝脏既藏有形之血，又疏无形之气，以血为体，以气为用。如《仁斋直指方·血荣气卫论》说："盖气者血之帅也，气行则血行，气止则血止，气温则血滑，气寒则血凝，气有一息之不运，则血有一息之不行。"《血证论》谓："木气冲和条达，不致遏郁，则血脉得畅。"若肝失于条达，疏泄失常，则气血阻滞，血络不畅，血失潜藏，溢于脉外而出血。《济生方·吐衄》云："血之妄行者，未有不因热之所发，盖血得热则淖溢，血气俱热，血随气上乃吐衄也。"肝阳素亢，气盛生火，或六淫、七情郁而化火，熏蒸肝脉，伤络动血，迫血妄行则出血。肝为刚脏，以血为本，以气为用，若肝木失却精血濡养，易致木气过亢，藏血失职而出血。肝经寒湿内蕴，伤及脾气，脾失统血，藏统失司，血无所归，溢于脉外也可致出血。

丘和明认为肝藏血、肾藏精，肝肾乙癸同源，关系十分密切。"肾生骨髓，髓生肝。"肾精生阴血而藏于肝，肝肾共同调节血液的化生，同时肝内寄相火。《平治荟萃》指出："阴气一亏损，所变之证，妄行于上则吐衄"，若肾精亏虚，或长期服用糖皮质激素，损伤肾阴，阴虚阳亢，水不涵木，相火妄动，损伤血络可致出血。

（三）临床表现

1. 症状

血小板减少性紫癜，顾名思义就是以紫癜（皮下出血）为主要症状，轻者四肢皮下少量针尖样出血点，以紫色或紫红色为主，一般不高出皮面，压之不褪色。重者可以出现全身皮肤点状、斑片状出血，更严重者可能合并口腔黏膜、牙龈、舌面等部位的血疱和瘀斑瘀点。最严重者可能出现消化道甚至颅脑等部位的出血。这些出血症状必须满足2次以上血常规伴有血小板减少这一必要条件。

2. 体征

血小板减少性紫癜除了皮下出血（紫癜）外，很少有其他体征，除非同时合并有贫血，否则也无肝脾肿大一类体征。

3. 实验室和其他辅助检查

理论上，本病应以血小板寿命缩短为主要实验室指标，但由于目前尚缺乏简单易行的检测方法，不易在临床上广泛应用，故临床上仍以血分析中的血小板计数减少、出血时间延长、骨髓巨核细胞增多及成熟障碍、抗血小板抗体增高，并排除继发性血小板减少为本病的主要实验室诊断指标。无论是急性发作期，或是慢性期，外周血小板计数都会明显减少。未经有效治疗者，一般外周血小板计数多在50×10^9/L以下，严重者可低于5×10^9/L。由于血小板减少，故出血时间延长，血块收缩不佳，束臂试验阳性。偶有形态异常，如血小板体积增大、颗粒减少、染色过深，异常小的血小板及碎片亦可见到。血小板功能也有异常。贫血程度与出血有关。白细胞计数正常或稍高。此外，出血时间延长，毛细血管脆性试验阳性，血块退缩不良，凝血时间正常。

（四）辨证论治

本病治疗的目的是控制出血，减少血小板破坏，提高血小板数量。总的治疗原则是急性型或慢性型急性发作期适宜中西医结合治疗，慢性型慢性期适宜纯中药治疗。原则上初发病患者，外周血小板计数大于$20 \times 10^9/L$，全身出血表现不严重，仅局限在皮肤黏膜者，可首选中医辨证论治，尽量不用激素和其他西药。初发病患者，外周血小板计数小于$20 \times 10^9/L$，全身出血表现严重甚至有内脏出血倾向者，主张以中医辨证论治配合静脉点滴大剂量丙种球蛋白，同时应用中等剂量的激素静脉注射。急性期，尤其是血小板计数低于$10 \times 10^9/L$的患者宜卧床休息，谨防颅内出血危及生命。血小板计数低于$30 \times 10^9/L$、有明显皮下出血的患者，不宜使用肌肉注射、针灸、推拿等治疗手段，以防加重出血。饮食宜吃容易消化的食物，不宜吃坚硬油炸的食物。还要防止创伤，避免使用可能引起血小板减少的药物。

ITP急性期多热盛迫血妄行，治疗上宜以清热凉血为主，方以犀角地黄汤为主方加上2～3味止血药；慢性期则以气阴两虚为主，正虚邪恋，治疗当以益气养阴、补血摄血为要，并适当佐以活血通络、疏肝等法，方以归脾汤或补中益气汤、二至丸加减化裁。

丘和明在治疗血小板减少性紫癜的临床过程中，除了具体分析每个病人的病情和病因病机外，他根据自己的临床经验，着重强调从肝肾论治该病。

中医药治疗血小板减少性紫癜，从脾肾论治者为多，但对于部分具有肝之症候或有肝病病史的病例，丘和明认为，此均属"肝失其用"。此时若一味补脾益肾，而不疏肝、清肝、养肝、柔肝，则土壅木郁，血无所藏，可致离经之血，瘀而不去，新血不生，加重出血。丘和明遣方用药从肝肾论治，疗效显著。

《先醒斋广笔记》云："宜补肝不宜伐肝。"肝属木，主风，宜开不宜郁。又肝体阴而用阳，有肝阳易动、肝阴易耗之虞。故丘和明临证从肝肾论治，重在调肝，主张疏、清、养、柔并举，相互协调，同时兼顾补肾，以自拟方（柴胡12g，鸡骨草20g，白芍、绵茵陈、桑叶、生地黄、防风、连翘、巴戟天、女贞子各15g，墨旱莲10g，甘草6g）为基本方，随证灵活变通。方中柴胡、绵茵陈、白芍、桑叶、鸡骨草疏肝气、清肝热、养肝血、柔肝阴；生地黄养阴生津，凉血养血；女贞子、墨旱莲益肝肾、补阴血，二药相伍具有免疫调节作用；防风、连翘、巴戟天三药配合，补肾祛风，肝肾同源，补肾即可益肝，增强肝藏血之功能，祛风又可宁络，减少络伤血溢；甘草调和诸药。遣方用药，疏中有清，清中寓养，动静结合，刚柔相济，使"血"得以生、得以藏、得以行，得以用，诸症悉平。在临床取得显效的基础上，丘和明秉承朱丹溪之"血属阴，易于亏欠，非善调摄者不能保全也"的理论，结合难治性血小板减少性紫癜病势缠绵、易于反复的特点，鼓励患者坚持治疗2年左右，以巩固疗效，防止复发。

丘和明强调，辨证论治不能固执一方一法以通治百症。治疗原发性血小板减少性紫癜，多数病例表现为血热证，使用凉血清热止血法常获良效，但有些病例，病同而证不同，用凉血法无效，须得力求他法施治。有些病例是由于肝不藏血，须用清疏平养柔肝的方法才能取效，有些病例是由于脾不统血，须用补脾益气摄血法才能取效。中医治病的理法方药，丰富多彩，但均立足于辨证论治。任何单方验方都很宝贵值得学习借鉴，但不可生搬硬套，必须在中医基本理论指导下选择使用。

二、临证经验

（一）用肝藏血理论指导包括ITP在内的血证治疗

"肝藏血"一语最早见于《黄帝内经》。历代医家对肝藏血的理论多有论述，但是少有系统性专题论述，用肝藏血理论指导血证的治疗则更为罕见。丘和明教授对肝藏血理论进行了全新的阐述与发挥，从中医经典著作、各家学说、现代科学研究与临床实践体会总结形成了"肝不藏血，血证由生"的血证新理念，用于指导临床血证治疗。丘和明教授认为，诸血证伴有肝经病证者（包括肝郁、肝热、肝火上炎、肝阳上亢、肝阴不足），皆可视为肝不藏血所致。肝为刚脏，内寄相火，体阴而用阳。或因酒食伤肝，或因外邪袭肝，或因情志抑郁，则肝失疏泄，气机郁滞，郁久化热，化火伤络，遂致血证。

患者若肝阴亏虚，木失濡润，可表现为肝郁火、肝血虚之头晕、两目干涩发蒙、口干便结、舌红少苔而干等症候；或者肝郁气滞化火，则见头晕、胁痛、面红目赤、苔黄、脉弦数有力。肝脏调血气、和气机，是调畅气血的重要枢纽，肝藏血正是其调畅气血的基础，肝不藏血是血证的重要病机之一。丘和明教授依据多年的针对肝不藏血，提出了清肝、养肝、平肝、疏肝四法并用的治法，以达柔肝藏血之功。

肝失疏泄是肝不藏血的根本机制，所以疏肝是治疗肝不藏血的基本原则；疏肝可杜郁火之源，可助清肝之效；肝不藏血多有肝阴不足、阴虚内热、肝阳上亢，故清肝火、平肝气、养肝血作为辅助原则必不可少。平肝以制肝阳上亢，可助疏泄之功，养肝以补亏虚之阴血，可强清肝之用。故在疏肝清肝的同时，辅以滋水涵木、平肝养肝，可以更加有效地达到柔肝藏血的目的。丘和明教授根据自己长期的临床经验，匠心独运，创制了柔肝方这一经验方治疗肝不藏血之血证。组成：柴胡12g，白芍15g，绵茵陈15g，鸡骨草30g，丹参15g，山药15g，白术15g，巴戟天15g，茯苓15g，枸杞子15g，菟丝子15g，防风10g。本方体现了丘和明治疗肝不藏血之血证，清、疏、平、养四法并用，以达到柔肝藏血的功效的学术思想。

验案举例：刘某某，男，63岁。2007年2月6日来诊。患者在2006年3月10日体检发现血小板减少，当时血小板数值为30×10^9/L，经过骨髓检查、自身免疫抗体等检查，诊断为"原发性血小板减少性紫癜"，给予泼尼松、达那唑、滋阴补肾中药等药物治疗，治疗效果欠佳。血小板在（15～30）×10^9/L之间波动，感冒后血小板更低。曾有"急性肝炎"病史，已治愈。就诊时口干，口苦，疲倦，二便正常，纳可。察其胸骨无压痛，皮肤黏膜无出血点及黄染，淋巴结未触及肿大，肝脾肋下未及，舌淡红，苔黄，脉弦。血象：WBC 5.3×10^9/L，HGB 122g/L，PLT 15×10^9/L。诊断病名：血证（紫斑），证属肝不藏血。处方：柴胡12g，白芍15g，绵茵陈15g，鸡骨草20g，桑叶15g，生地黄15g，女贞子15g，墨旱莲10g，防风15g，连翘15g，巴戟天15g，甘草6g。服药48剂，水煎服，日1剂。

2007年3月27日二诊：服药后仍有口苦口干，舌淡红，舌苔黄，脉弦。血象：WBC 4.9×10^9/L，HGB 132g/L，PLT 122×10^9/L。继续原方治疗，加用少量补阳药物，以补阳生阴；加用少量活血化瘀药物，以祛瘀生新血，处方：柴胡12g，白芍15g，绵茵陈15g，鸡骨草30g，丹参15g，山药15g，白术15g，巴戟天15g，茯苓15g，枸杞子15g，菟丝子15g，甘草6g。服药14剂，水煎服，日1剂。

2007年4月9日三诊：服药后仍有口苦口干，舌质淡红，舌苔黄，脉弦。血象：WBC 4.2×10^9/L，HGB 145g/L，PLT 138×10^9/L。患者疗效明显，继续原方治疗。水煎服，日1剂，连服14天。治疗效果显著，达到痊愈。

（二）难治性ITP从肝肾论治

1. 难治性ITP从肝肾论治

中医药治疗血小板减少性紫癜，从血热脾虚论治者为多，但对于部分具有肝之症候或有肝病病史的病例，丘和明则认为，此为"肝失其用"。肝藏血，肾藏精，精血同生，故肝阴和肾阴相互滋养，肝肾相生。肝和肾均内藏相火，相火源于命门。《医宗必读》："东方之木，无虚不可补，补肾即所以补肝；北方之水，无实不可泻，泻肝即所以泻肾。"肝和肾虚实密切相关，相互制约，丘和明认为肝藏血、肾藏精，肝肾乙癸同源，关系十分密切。"肾生骨髓，髓生肝。"肾精生阴血而藏于肝，肝肾共同调节血液的化生。因此对于肝不藏血之血证，丘和明临证常以"肝肾同治"论治，重在调肝，主张疏、清、养、平并举，相互协调，同时兼顾补肾，创制了柔肝方这一经验方。丘和明同时强调，辨证论治不能固执一方一法而通治到底。对于肝不藏血引起的ITP，初期当以调肝为主，同时兼顾补肾；后期常以补肾为主，同时兼顾调肝，以滋养阴血，巩固疗效。

验案举例1：谭某某，女，61岁。2007年11月30日来诊。患者2月前出现皮肤紫斑，遂到深圳血液病研究所就诊，骨髓检查、自身免疫抗体等检查诊断为ITP，给予泼尼松、丙种球蛋白冲击等治疗，症状好转出院。出院后皮肤紫斑仍反复发作。目前服用泼尼松30mg/d，维持治疗，PLT 42×10^9/L。就诊时皮肤紫斑，碰触处明显，情绪兴奋，精神紧张，失眠，胃脘隐痛，无头痛，无发热恶寒，无恶心呕吐，二便调。察其皮肤瘀点瘀斑，淋巴结未触及肿大，肝脾肋下未及，舌红，苔黄，脉弦细。血象：WBC 12.4×10^9/L，RBC 4.60×10^{12}/L，HGB 145g/L，PLT $42 \times$

10^9/L。诊断病名：血证（紫斑），证属肝肾阴虚。处方：柴胡12g，枳壳15g，白芍15g，海螵蛸20g，蒲公英30g，茜草10g，酸枣仁20g，木香6g（后下），柏子仁15g，地莶30g，巴戟天15g，连翘15g。连服76剂，水煎服，日1剂。

2007年3月27日二诊：服药后泼尼松逐渐减量，复诊时已停用泼尼松2周。近来睡眠欠佳，难以入睡，睡后易醒，无皮肤紫斑，纳可，二便调。舌质淡红，舌苔微黄，脉细。2008年1月15日血象：WBC 11.0×10^9/L，RBC 4.68×10^{12}/L，HGB 147g/L，PLT 128×10^9/L。2008年1月29日血象：WBC 8.1×10^9/L，RBC 4.43×10^{12}/L，HGB 139g/L，PLT 127×10^9/L。2008年2月18日血象：WBC 8.3×10^9/L RBC 4.63×10^{12}/L，HGB 145g/L，PLT 101×10^9/L。患者疗效明显。处方：柴胡12g，枳壳15g，白芍15g，女贞子15g，墨旱莲15g，防风15g，酸枣仁20g，柏子仁15g，生地黄15g，甘草6g，巴戟天15g，连翘15g。连服148剂，水煎服，日1剂。

2008年9月2日三诊：服用上方后，患者睡眠较前明显好转，无皮肤紫斑，无胃痛，无口干口苦，纳可，二便调。但血小板自2008年5月逐渐降低。舌质淡红，舌苔白，脉弦细。血象：WBC 5.3×10^9/L，RBC 4.59×10^{12}/L，HGB 134g/L，PLT 24×10^9/L。继续加强滋补肝肾，以提升血小板水平。处方：桑寄生30g，杜仲20g，牛膝15g，生地黄15g，女贞子15g，墨旱莲10g，酸枣仁20g，柏子仁15g，茜草10g，仙鹤草15g，甘草6g，生牡蛎30g（先煎）。连服76剂，水煎服，日1剂。

2008年11月18日四诊：近来时有皮肤紫斑，眼花，无口干口苦，时有胃脘隐痛，纳可，二便调，舌质淡红，舌苔白，脉弦细。2008年9月12日血象：WBC 5.3×10^9/L，RBC 4.21×10^{12}/L，HGB 127g/L，PLT 94×10^9/L。2008年10月10日血象：WBC 4.7×10^9/L，RBC 4.41×10^{12}/L，HGB 130g/L，PLT 176×10^9/L。2008年11月18日血象：WBC 5.4×10^9/L，RBC 4.53×10^{12}/L，HGB 138g/L，PLT 121×10^9/L。患者出现皮肤紫斑，考虑为肝肾阴虚，阴虚火旺，迫血妄行所致；肝肾阴虚，阴精不足，清窍失养，故见眼花。继续滋补肝肾，酌加止血药物。处方：桑寄生30g，杜仲20g，山茱萸15g，生地黄15g，女贞子15g，墨旱莲10g，海螵蛸15g，蒲公英15g，茜草10g，牛膝15g，甘草6g，绵茵陈15g。水煎服，日1剂，连服10天。血小板恢复正常。治疗效果显著，达到痊愈。

验案举例2：苑某某，女，57岁。2009年9月18日来诊。患者10余年前出现皮肤瘀斑，瘀点，双下肢明显，在当地医院住院治疗，行骨穿等检查诊断为特发性血小板减少性紫癜，给予皮质激素等药治疗，症状反复加重，2000年再出现双侧股骨头坏死。2004年患者在当地医院行脾切除术，并以泼尼松10~15mg/d维持治疗，血小板维持在50 $\times 10^9$/L左右。10天前患者出现鼻衄，齿衄，伴有恶心呕吐。就诊时疲倦乏力，全身皮肤见多处瘀斑瘀点，小便色红，眠差，饮食不佳。察其皮肤瘀点瘀斑，淋巴结未触及肿大，肝脾肋下未及，舌红，少苔，脉细。血象：WBC 9.25×10^9/L，RBC 3.55×10^{12}/L，HGB 112g/L，PLT $2 \times$

10^9/L。诊断病名：血证（紫斑），证属肝肾阴虚。处方：柴胡10g，白芍15g，绵茵陈15g，茜草10g，巴戟天15g，鸡骨草15g，仙鹤草15g，防风15g，连翘15g，杜仲15g，山茱萸15g，地榆15g。服10剂，水煎服，日1剂。地塞米松10mg静脉滴注，丙种球蛋白20g静脉滴注。

2009年9月28日二诊：服药后皮肤瘀斑瘀点消退，眠差多梦。舌红，舌苔边白厚腻微黄，中无苔，脉细。血象：WBC 10.19×10^9/L，RBC 3.97×10^{12}/L，HGB 127g/L，PLT 44×10^9/L。患者症状好转，眠差多梦为虚火内扰心神之象，宜加强养阴清热治疗。处方：山药30g，山茱萸15g，茯苓15g，桑寄生30g，生地黄15g，竹茹10g，茜草10g，鸡骨草30g，仙鹤草10g，柴胡10g，白芍10g，鸡血藤30g。服7剂，水煎服，日1剂。加用泼尼松。

追踪随访患者出院后一直在门诊以滋阴清热、柔肝补肾、凉血止血中药治疗，皮质激素逐渐减量。到2010年7月，患者血小板65×10^9/L，服用泼尼松5mg/d维持治疗。

2. 难治性ITP从肾论治

血小板减少性紫癜主要临床特点为外周血象血小板计数减少，而肾主藏精，主骨，生髓。丘和明教授认为肾脏在血小板生成中具有举足轻重的地位。丘和明教授秉承古籍《病机沙篆》云"血之源头在乎肾"。《血证论》曰："有肾虚火旺、齿豁血渗，以及睡则流血，醒则血止，皆阴血不藏之故。"《平治会萃》指出："阴气一亏损，所变之证，妄行于上则吐衄。"上述论点均深刻阐述了肾阴虚引起慢性出血的病机。丘和明教授认为血属阴，血小板减少性紫癜最根本的病机为阴血不足。朱丹溪之"血属阴，易于亏欠，非善调摄者不能保全也"的理论，也进一步说明了难治性血小板减少性紫癜病势缠绵、易于反复的特点。因此丘和明教授针对肾精亏虚或长期服用糖皮质激素损伤肾阴的患者，创制养阴止血方，遣方用药从肾论治，疗效显著。

验案举例1：罗某某，女，64岁。2009年10月7日来诊。患者三年前无明显诱因出现齿衄，曾到口腔科给予局部处理止血。当时未查血象。近1周来患者齿衄加重，并出现面部及四肢皮肤广泛瘀点瘀斑，查血分析示PLT 5×10^9/L。察其面部及四肢皮肤散在性出血点，淋巴结未触及肿大，肝脾肋下未及，舌淡红，舌苔薄白，脉细。血象：WBC 6.9×10^9/L，HGB 106g/L，PLT 5×10^9/L。诊断病名：血证（紫斑），证属阴虚内热。处方：淮山药15g，生地黄15g，山茱萸15g，茯苓15g，泽泻10g，牡丹皮12g，茜草10g，仙鹤草15g，玄参15g，知母15g，地榆30g，龟板30g（先煎）。服7剂，水煎服，日1剂。加用泼尼松。

2009年10月15日二诊：服药后患者服上药后颧部潮红，痤疮，四肢皮肤无新鲜出血点，时有心慌，眠差，盗汗。舌淡红，舌苔白，脉细。血象：WBC 8.7×10^9/L，HGB 126g/L，PLT 85×10^9/L。虚火扰动心神，则有心慌、眠差；虚火迫津外溢故见汗出较多。处方：淮山药15g，熟地黄15g，山茱萸15g，茯苓15g，泽泻10g，牡丹皮10g，茜草10g，仙鹤草15g，党参20g，浮小麦30g，酸枣仁20g，地苍30g。服7剂，水煎服，日1剂。继用泼尼松。

2009年10月21日三诊：服药后患者出汗较前明显减轻，无自发性出血，舌淡红，舌苔白，脉细。血象：WBC 11.96×10^9/L，HGB 136g/L，PLT 151×10^9/L。处方：淮山药15g，熟地黄15g，山茱萸15g，茯苓15g，泽泻10g，牡丹皮10g，茜草10g，仙鹤草15g，杜仲15g，酸枣仁20g，海螵蛸15g，生牡蛎30g（先）。服7剂，水煎服，日1剂。继用泼尼松。

追踪随访，患者继续治疗2月后停用皮质激素，血小板维持在正常水平。继续治疗半年后停药，血小板仍维持在正常水平。

验案举例2：李某某，女，26岁。2008年5月23日来诊。患者2007年9月出现皮肤瘀点瘀斑，遂到河源市人民医院住院治疗，行骨髓穿刺、自身抗体等检查，诊断为ITP，给予丙种球蛋白冲击、糖皮质激素等治疗，经治疗后症状缓解出院。出院后症状反复，现服用泼尼松维持治疗，血小板在（1～3）$\times 10^9$/L波动。察其全身皮肤无出血点，淋巴结未触及肿大，肝脾肋下未及，舌淡红，苔薄白，脉弦细。血象：WBC 8.1×10^9/L，HGB 148g/L，PLT 26×10^9/L。诊断病名：血证（紫斑），证属阴虚内热。处方：山药15g，熟地黄15g，牡丹皮10g，山茱萸15g，泽泻15g，茯苓15g，茜草10g，仙鹤草15g，连翘15g，地蒌根20g，巴戟天15g，防风15g。服30剂，水煎服，日1剂。使用泼尼松维持治疗。

2008年6月24日二诊：患者服药后无自发性出血，舌淡红，舌苔白较厚，脉细。血象：WBC 11.2×10^9/L，HGB

139g/L，PLT 153×10^9/L。处方：山药15g，熟地黄15g，白芍15g，山茱萸15g，泽泻15g，茯苓15g，茜草10g，仙鹤草15g，连翘15g，绵茵陈15g，巴戟天15g，防风15g。服24剂，水煎服，日1剂。泼尼松减量继用。

2008年7月18日三诊：鼻痒，咳嗽，少痰，无自发性出血，无发热，舌淡红，舌苔薄白，脉细。WBC 5.0×10^9/L，HGB 135g/L，PLT 39×10^9/L。处方：山药15g，熟地黄15g，白芍15g，山茱萸15g，桑叶15g，茯苓15g，茜草10g，仙鹤草15g，连翘15g，绵茵陈15g，巴戟天15g，防风15g。服60剂，水煎服，日1剂。继用泼尼松维持治疗。

2008年9月19日四诊：仍鼻痒，少痰，无咳嗽，无自发性出血，舌淡红，舌苔薄白，脉细。WBC 5.9×10^9/L，HGB 127g/L，PLT 57×10^9/L。继续守方治疗，服30剂，水煎服，日1剂。泼尼松减量维持治疗。

2009年7月18日五诊：患者一直自行服用上诊所开的药方，并逐渐停用泼尼松。仍鼻痒，无咳嗽，无痰，无自发性出血，舌淡红，舌苔薄白，脉细。WBC 7.89×10^9/L，HGB 121g/L，PLT 77×10^9/L。处方：山药15g，熟地黄15g，小蓟15g，山茱萸15g，桑叶15g，地菍根30g，茜草10g，仙鹤草15g，连翘15g，绵茵陈15g，巴戟天15g，防风15g，服30剂，水煎服，日1剂。追踪随访显示，到2010年3月患者血小板已恢复正常，痊愈。

（三）从"火"论治紫斑

《黄帝内经》提出"气虚"和"血热"是血证的发

病机理，也就是后世所谓的"气虚不能摄血"和"血热逼血妄行"。唐容川《血证论》云："血证气盛火旺者十居八九。"丘和明教授指出这些观点在血小板减少性紫癜的治疗中占有很重要的地位。丘和明教授推崇刘河间主火论，认同六气皆从火化的理论，并用以指导临床实践。丘和明教授认为血证这类疾病的病机以热毒深陷血分、火热逼血妄行最多见，因此创制凉血方，遣方用药从"泻火"论治，疗效显著。凉血方组成：水牛角20g（先煎），生地黄15g，白芍15g，牡丹皮10g，紫草10g，紫珠叶15g，地蒅根15g，茜草10g，连翘15g。

本方用苦咸寒之水牛角为君，归经心肝，清心肝而解热毒，且寒而不遏，直入血分而凉血；臣以生地黄甘苦性寒，入心肝肾经，清热凉血，养阴生津，一可复已失之阴血，二可助水牛角解血分之热，又能止血；芍药苦酸微寒，养血敛阴，且助生地黄凉血和营泄热，牡丹皮、紫草、紫珠叶、地蒅根、茜草清热凉血，活血散瘀，可收化斑之效，共为佐药；连翘、玄参清热凉血、泻火解毒，共为使药。方中凉血与散血并用，一是因离经之血残留成瘀，二是因热与血结致瘀。本方配伍严谨，使热清血宁而无耗血动血之虑，凉血止血又无冰伏留瘀之弊。

验案举例1：陈某某，女，25岁。1998年4月14日来诊。患者2年前出现皮肤瘀点瘀斑，到罗定市人民医院、中山大学附属第二医院诊治，诊断为"原发性血小板减少性紫癜"，曾用泼尼松、长春新碱、硫唑嘌呤等药物治疗，症状反复。目前长期泼尼松维持治疗，但皮肤仍反复出现瘀点瘀斑。近两周来鼻衄、齿衄，月经量多，咳嗽痰多，咽痛，多汗。察其四肢皮肤散见出血点，淋巴结未触及肿大，肝脾肋下未及，舌红，苔黄，脉弦细。血象：WBC $5.4×10^9$/L，HGB 108g/L，PLT $12×10^9$/L。诊断病名：血证（紫斑），证属血热妄行。处方：水牛角30g（先煎），牡丹皮15g，生地黄15g，茜草12g，仙鹤草20g，海螵蛸15g，板蓝根30g，黄芩15g，糯稻根30g，连翘15g，甘草6g。服28剂，水煎服，日1剂。使用泼尼松维持治疗。

1998年5月12日二诊：服药后皮肤瘀点瘀斑减少，月经量较前减少，盗汗多梦。舌黯红，舌苔白，脉弦细。处方：水牛角30g（先煎），牡丹皮15g，生地黄15g，白芍15g，茜草12g，麦冬12g，女贞子12g，墨旱莲12g，阿胶12g（烊化），糯稻根30g，海螵蛸15g，甘草6g，生牡蛎30g（先煎）。服28剂，水煎服，日1剂。继用泼尼松维持治疗。

1998年6月9日三诊：服药后皮肤仍可见陈旧性紫斑，皮肤痒，月经量少，舌下起血疱。舌淡红，舌苔白，脉细。血象：PLT $62×10^9$/L。处方：水牛角30g（先煎），牡丹皮15g，生地黄15g，白芍12g，阿胶12g（烊化），茜草12g，女贞子12g，墨旱莲12g，白鲜皮12g，板蓝根30g，仙鹤草20g，甘草6g。服28剂，水煎服，日1剂。泼尼松减量维持治疗。

1998年7月14日四诊：服药后偶有针尖样皮肤出血点，经期腹部隐痛，经血色黑，经期长（7天），咽干，舌红，舌苔白稍厚，脉细。血象：PLT $77×10^9$/L。处方：水牛角30g（先煎），牡丹皮15g，生地黄15g，茜草12g，仙鹤草20g，益母草30g，绵茵陈15g，紫草12g，阿胶12g（烊化），板蓝根30g，海螵蛸15g，甘草6g。水煎服，日1剂，连服28天。泼尼松维持治疗。追踪随访患者2年后治愈。

验案举例2：覃某某，男，32岁。2003年11月21日来诊。患者2年前出现皮肤紫斑，在广州医学院第二附属医院诊断为"过敏性紫癜"，长期服用泼尼松、硫唑嘌呤等药物治疗，但病情控制不佳，反复出现皮肤瘀点瘀斑，时有关节痛、口干、口苦。察其面红、目赤，双下肢皮肤广泛散在紫色斑点，舌淡红，苔白腻，脉弦细。血象：WBC 5.6×10⁹/L，Hb 174g/L，PT 181×10⁹/L。诊断病名：血证（紫斑），证属血热妄行。处方：水牛角30g（先煎），玄参15g，生地黄20g，牡丹皮15g，黄芩15g，连翘15g，银花15g，茜草20g，白头翁20g，七叶莲30g，桑枝30g，仙鹤草20g。服4剂，水煎服，日1剂。

2003年11月25日二诊：服药后症状好转，效不更方，处方：淮山药15g，白芍15g，水牛角30g（先煎），牡丹皮15g，茜草15g，仙鹤草30g，桑枝30g，七叶莲30g，防风15g，地肤子15g，白鲜皮15g，甘草6g。服7剂，水煎服，日1剂。

2003年12月2日三诊：服药后症状好转，皮肤紫斑消失，处方：水牛角30g（先煎），牡丹皮20g，生地黄20g，土茯苓30g，茜草15g，仙鹤草20g，金银花15g，连翘15g，白鲜皮15g，白芍15g，绵茵陈15g，甘草6g。服14剂，水煎服，日1剂。

2003年12月16日四诊：服药后症状好转，皮肤紫斑消失，舌红，舌苔黄，脉弦细。处方：水牛角30g（先煎），牡丹皮15g，生地黄15g，茜草12g，仙鹤草20g，益母草30g，绵茵陈15g，紫草12g，阿胶12g（烊化），板蓝根30g，海螵蛸15g，甘草6g。服7剂，水煎服，日1剂。此后患者病情一直稳定。

（四）学术继承与发挥

20世纪90年代初，丘和明教授带领血证研究小组对上消化道出血、原发性血小板减少性紫癜等血液科常见多发病进行了大量临床和实验研究，取得了不少成果。其中，紫地宁血散和紫癜灵这两种中成药分别治疗上消化道出血和原发性血小板减少性紫癜，取得满意疗效，获得同行和患者认同。此处重点介绍紫癜灵。

紫癜灵由党参、黄芪、灵芝、炙甘草、生地黄、菟丝子、阿胶、墨旱莲、茜草、当归、赤芍、紫珠叶、地锦根、仙鹤草、三七等组成。具有益气养阴、活血止血的功能，适用于各种类型的血小板减少性紫癜。

丘和明教授的第一届博士研究生刘安平和硕士研究生曾文洁、刘泽银等人都分别对紫癜灵的临床疗效与治疗机制进行了广泛深入的研究。刘安平通过临床对照观察并结合动物实验研究认为，ITP发病机理可概括为四个方面，即火热毒邪、气虚不摄、阴虚火旺以及瘀血内阻。

上述四点，气虚不摄、阴虚火旺与瘀血内阻三者最为常见，既是出血的原因，又是出血的结果，且往往兼并存在。其中，气虚、阴虚是本，火热、瘀血是标。所以归根结底，ITP的发病机理是气阴亏虚，是始发环节，而火热与瘀血则是继发的原因。可简括为虚、火、瘀三点。虚包括气虚和阴虚两个方面，临床以阴虚为主，也有气阴两虚；火则有实火虚火之分，且以虚火多见，急性型多实火，慢性型多虚火。

对其辨证分型亦可简化为血热妄行、气不摄血和阴虚火旺三型。

刘安平还在前人研究的基础上，重点研究了PAIgG和T淋巴细胞亚群等指标与ITP的发病关系，发现实证组各项免疫学改变较虚证组为轻。尤其是阴虚型慢性ITP患者，其各项免疫学指标异常更为严重，也更难恢复。这似乎为中医理论"邪气盛则实，精气夺则虚"和"阳虚易补，阴亏难复"提供了现代实验室依据。

刘安平等人通过流式细胞仪测定患者T细胞亚群及NK细胞活性，并分析测定结果与中医证型的关系。结果显示，ITP患者T细胞亚群中CD4降低的占80%，NK细胞活性减低的占85%，而T细胞亚群中CD4降低的患者具有脾虚症状的占95%，NK细胞活性降低的患者具有血瘀症状的占93%。从检测结果推导，T细胞亚群中CD4及NK细胞活性减低与其免疫内环境紊乱密切相关，而这与脾虚血瘀导致阴阳失衡的中医理论相一致，因而提示，可以选择健脾活血法来治疗ITP。

刘安平等人在后续的研究中还发现，ITP很可能是某些家族性免疫功能异常的一种表现。在系统性红斑狼疮（SLE）患者中，血小板减少相当普遍，7%～26%的SLE患者并发ITP。与之相反，低于2%的ITP患者最终将发展演变为SLE。ITP的发病机制主要包括如下数端：

（1）抗血小板抗体的产生。研究发现，85％左右的患者有两种形式的抗血小板抗体存在。一种是结合于血小板表面的相关免疫球蛋白（PAIg），阳性率高，与血小板减少相关，可能是真正的抗血小板抗体；另一种是游离于血清中的血小板免疫球蛋白（PBIg），阳性率低，与血小板减少的关系不密切。

急性型多发生在病毒感染恢复期，患者血清中有较高的抗病毒抗体，故认为是由于病毒抗原引起的，可能是由于血小板表面吸附的病毒抗原产生自身抗体所致。慢性型发病常无前驱感染病史，目前认为其发病是由于血小板结构抗原变化引起的自身抗体所致。

（2）血小板破坏增多。患者体内为抗体所破坏的血小板，大多在脾脏内被破坏，小部分在肝脏内被破坏。发病期间，血小板寿命明显缩短，慢性型1～3日，急性型则更短。血小板更新率亦明显加速，骨髓巨核细胞出现代偿性增生。

（3）毛细血管脆性增高。本病患者的毛细血管脆性增高，与血小板减少有关。由于糖皮质激素有降低毛细血管通透性的作用，故应用糖皮质激素后，血小板计数不一定增高，但临床出血症状却有较明显的改善。表明毛细血管壁的缺陷与本病的发生有一定的关系。

（4）慢性原发性血小板减少性紫癜的血小板破坏是由于血小板抗体与其相关抗原结合引起的；不论补体有无活性，血小板都会被吞噬。严重者可在短期内发生血小板溶解。血小板的破坏还与巨噬细胞的活性水平有关。当病毒感染时，血小板更易被破坏。这可解释临床上常见的现象，即病毒感染可使原发性血小板减少性紫癜病情加重。

对于ITP的治疗，主要有辨证施治与辨病施治两大路径。前者又分为严格意义上的辨证论治和基本方固定上的随证加减两种。后者是指不以辨证分型为指导，而是固定一方治疗。又可分为单方单药和复方两种形式，紫癜灵属于后者，从补气补血、养阴活血几方面着手，兼顾辨病与辨证两方面，因而适应面更广，既有标准化意义，也不失灵活性。通过临床实践与文献资料的筛选统计，对ITP的用药中最常用者为生地黄，其次为炙黄芪和当归。所涉及中药有健脾益气类、养血补血类、滋养肝肾类、补肾壮阳类、清热解毒类、清热凉血类、活血化瘀类、凉血止血类、收涩止血类和疏肝柔肝类。另有像肿节风、墓头回、卷柏、大叶紫珠、木贼、青蒿、马鞭草、商陆、石韦、关公须、扦扦活等少用药共约七十余种。从立法上看，以补肾健脾和扶正兼治血最常用。

从20世纪90年代初期开始，经过几代人的学术传承，紫癜灵广泛用于慢性ITP的治疗，获得很好的临床效果。紫癜灵治疗慢性ITP的临床与实验研究，先后获得国家中医药管理局、广东省中医药管理局的课题资助，并通过同行评审获广州中医药大学科学技术进步一等奖。20多年来，在门诊和病房单独或配合中药汤剂或西药治疗ITP患者5000多例，有效率达80%左右。疗效确切，副作用少，深受ITP患者的欢迎。

丘和明教授的首位硕士研究生陈志雄在丘和明教授的研究基础上，率领自己的研究团队，也从风邪立论，进行了大量理论和临床实验研究，取得较好疗效。经过近10年的大样本研究，从风邪立论，治疗慢性特发性血小板减少性紫癜总的有效率都在80%左右。他们认为，在传统中医理论辨证的基础上，慢性ITP的发生与转归，通常与风邪入侵及其变化有关。因而在辨证施治的基础上，加上防风、荆芥、蝉蜕或其他虫类祛风药，能够使风去邪退，正气回还，出血自止，血小板也跟着回升。这一学术观点也获得了圈内学术同行一定的认同。

（刘安平）

第四章　丘和明教授诊治再生障碍性贫血学术思想与传承

一、再生障碍性贫血

再生障碍性贫血简称再障，是由于各种因素导致的骨髓造血功能减低甚至衰竭而引起的全血细胞减少，临床表现为贫血、出血、感染等症状的一组综合征。属于获得性骨髓衰竭性疾病。再障有重型再障、非重型再障之分。重型再障，贫血呈进行性加重，常伴严重感染、内脏出血，而非重型再障，贫血、感染、出血等症状相对较轻，但少数病人可转变为重型再障。

在我国再障约占所有血液系统疾病的12.6%。一般认为再障发病率在亚洲是欧洲和美洲国家的2～3倍。再障有两个发病年龄高峰，即15～25岁年龄组和60岁以上老年组。

在中医学中，慢性再障属于"虚劳""血虚""髓劳"范畴，急性再障属于"急劳髓枯""热劳""血证"等范畴。丘和明教授认为慢性再障中医病名用慢髓劳、急性再障用急髓劳比较符合临床。

（一）病因病机

（1）先天禀赋不足，后天或调养调摄失常，或烦劳过度，或饮食失调，导致先天后天之本不足，脾肾亏虚，精血生化乏源，气血生化减少，乃成髓劳。

（2）情志过极，或大怒，或忧悲，或惊恐，或纵欲，暗耗精髓和精血，积久而成髓劳。

（3）外感邪毒，或疫毒，或药毒，或污染与射线之毒，邪毒直侵骨髓，耗髓伤精，导致气血生化失调而发为髓劳。

（4）大病久病，气机不畅，痰、湿、瘀等内邪滋生，痰瘀互相胶结，瘀阻髓络，新血不生，使得旧病未愈，又添髓劳新病。

总之髓劳属中医疑难重病，病因复杂、病机多变。丘和明教授认为肾为先天之本，主骨藏精生髓，脾为后天之本，气血生化之源，肝主藏血，肝肾、精血同源。髓劳发病，病位在肾，与脾肝关系密切；肾脾肝三脏在生理上互为关联，在病理上互相影响：肾为人体阴阳之根，水火之宅，五脏之本，肾脏损伤，生髓无力，则精虚血少，肾虚火衰、温养他脏失职，必涉及肝、脾之阴血、阳气，遂致肝肾阴虚、脾肾阳虚或阴阳俱虚，反之亦然。髓劳血虚，四肢百骸失于濡养则疲惫倦怠、肢体乏力，失于上荣头面，则面色无华、头晕耳鸣；髓劳血虚，心失所养则心悸气短；髓劳血虚，易感六淫，正邪相争则发热，邪热伤及血分，迫血妄行或瘀血内阻，血不归经，易致出血病症。髓劳病程较长，病久极易入络而致瘀血阻滞，"瘀血不祛，新血不生"，致使疾病长期反复，缠绵难愈。

（二）临床表现

1. 症状

急性再障：起病急，进展迅速，常以出血、感染发热为首发及主要表现，伴随不同程度贫血症状。出血不仅表现在皮肤黏膜出血，还常有内脏出血，如消化道出血、血尿、颅内出血；感染常见于口腔、肛周、肺部等，导致败血症。感染和出血互为因果，使病情恶化。

慢性再障：起病缓慢，以贫血为首发和主要表现，出血程度较轻，常见的出血部位有皮下、鼻黏膜及齿龈。女性可有月经过多。很少有内脏出血，感染少见且较轻。

2. 体征

以上两型共有体征为贫血面容，睑结膜及甲床苍白，皮肤可见出血点及紫癜，贫血重者，心率增快，心尖区常有收缩期吹风样杂音，一般无肝脾肿大。

3. 常见并发症

长期中、重度贫血会引发贫血性心脏病，心力衰竭；反复输血容易出现铁过载，甚至诱发血色病；各种感染、颅内出血是危及患者生命的最重要并发症。

4. 实验室和其他辅助检查

可进行血常规、血型、网织红细胞计数检查，外周血细胞形态学分析，骨髓细胞形态学与骨髓活检组织学检查，染色体核型分析，中性粒细胞碱性磷酸酶检查，如有条件，进行造血干细胞或祖细胞培养、放射性核素扫描检查等也有辅诊意义。

（三）辨证论治

丘和明教授认为本病治疗大法应依据先天禀赋不足、后天失养情况，以正虚为本，邪实为标，治疗以补肾为第一治疗大法，在诊疗过程中还要依据疾病不同阶段、不同症状正确处理好肾与肝、肾与脾以及夹痰夹瘀、痰瘀互结的关系。髓劳血虚初期，以本虚为主，肾阴虚衰，气血不足，治以扶正固本，侧重于滋阴补肾，兼以补养气血，常选《丹溪心法》大补阴丸加减：熟地黄20～25g，龟板15～30g，知母5～10g，黄柏5～10g，猪脊髓30g。方中熟地黄、龟板滋阴补肾，壮水制火为君药；黄柏、知母相须为用，苦寒降火，存阴抑阳，均为臣药；猪脊髓乃血肉甘润之品，既能滋补精髓，又可制约黄柏之燥，为佐使。诸药合用，滋阴精而降相火，可达培本清源之效。若辨证以肾阴虚为主，虚火不甚可用《景岳全书》左归丸，以养阴补肾，亦可应用《小儿药证直诀》六味地黄丸滋阴补肾，令补中有泻，寓泻于补，滋补而不留邪。

随着病程的发展，可以见到肾阳虚或肾阴阳两虚之表现，治疗宜温肾助阳、补气养血或阴阳双补、滋阴健脾温肾，以促气血生化。温补肾阳多选《景岳全书》右归丸加减：熟地黄15～20g，淮山药15～20g，山茱萸10～15g，杜仲10～15g，菟丝子15～20g，制附子5～10g（先煎），鹿角胶10g（烊化），肉桂6g，当归10～15g，枸杞子20g。

方中以熟地黄滋阴填精为主药，辅以山茱萸、枸杞子、杜仲、菟丝子、当归滋补壮肾，配以制附子、肉桂、鹿角胶温补肾阳，以淮山药补中健脾。滋阴药与补肝脾药同用，重在补肾，而具有温肾填精作用。若辨证偏于脾肾阳虚，可以应用《太平惠民和剂局方》人参养荣汤、《济生方》归脾汤温肾健脾，益气补血。若辨证偏于肝肾阴虚，可用《景岳全书》左归丸，亦可用《小儿药证直诀》六味地黄丸、《金匮要略》金匮肾气丸加减，以滋补肝肾、益阴助阳。

再生障碍性贫血常见虚实夹杂，治疗时应区分虚实，急则治其标，缓则治其本，邪实为主应先以祛邪为主，而后扶正；正虚明显，先以扶正，而后祛邪，或祛邪扶正兼施。如夹痰夹瘀，痰瘀阻滞于内，精微无以通达，影响输布，令"新血不生"，治疗上兼顾痰瘀有助于进一步提高疗效，在补肾基础上应佐以健脾化痰祛瘀之品，但用药需缓，忌涤痰破血。另外还需注意慢性再障患者免疫力低下，易并发感染（尤其是上呼吸道感染），一旦外邪侵袭，常令骨髓生血再受打击，疾病加重复发。对此，临证时在补肾的基础上，应不忘护卫固表，处方常合用玉屏风散，通过预防感染的发生，继而提高临床疗效。总之，在再生障碍性贫血治疗过程中，补肾益气养血的同时，要注意到脏腑、阴阳、气血、虚实的变化，多方兼顾，灵活化裁。

二、临证经验

丘和明教授是岭南血证及血液病名家，对各种血液病、内科杂病具有独到的诊疗方法，临床疗效显著。丘和明教授在长期对慢性再障治疗中，总结出其特有临床经验。丘和明教授认为慢性再障属于中医慢髓劳病范畴。在对大量慢性再障患者的临床诊治过程中，丘和明教授形成了对慢性再障独特的中医诊治思路，治疗上紧紧抓住慢性再生障碍性贫血病机脾肾两虚夹瘀的特点，提出应着重处理好补脾与补肾、补肾阴与补肾阳、扶正与祛邪、补益与活血四个方面的关系。

（一）辨证四大思路

1. 抓住证候特征辨证

慢性再生障碍性贫血，由于先天不足，后天失养，或由药物诱发，或接触化学毒物，放射线损伤，或疾病原发性改变，伴随造血功能的减退和全血细胞减少而出现贫血表现，以面色苍白，周身乏力，头晕，心悸气短的气血两亏为证候特征；或出现代偿功能亢进的阴虚表现，肾不藏精，精不化血，阴虚血少而呈现五心烦热，夜出盗汗，虚烦不眠，口干舌燥，齿龈渗血，舌质淡干少津，脉弦细数。随着病情的发展，阴虚症状和阳虚表现可以同时并存，此时可以辨证为阴阳两虚，既有阴虚潮热、五心烦热的阴虚表现又有畏寒喜暖、手足不温的阳虚表现，此阶段发热以及出血症状不明显或轻微。本病归属于髓劳血虚病证，应抓住本病常见肾阴亏虚和气血两亏并存的本虚证候进行辨治。

2. 抓住病位，随证候变化动态辨证

慢性再生障碍性贫血起病隐袭，进展较慢，其病位在肾，但随其病情演变，可以波及他脏。发病初期，或由先天禀赋不足，后天失养，或感受外邪，伤及正气，或烦

劳过度，或毒邪内侵，其损总归于肾，肾阴不足，水不涵木，可导致肝肾阴虚，阴损及阳者，日久肾阳受损，肾阳虚，脾失温煦，可以出现脾肾两虚；本病一般先有阴虚表现，而后出现肾阴阳两虚、肾阳虚、脾肾阳虚的表现。病程之中，亦有本虚复感受温热邪毒者，邪毒充斥内外，卫气营血同病，辨证之时，宜用卫气营血、三焦辨证，结合脏腑辨证，辨清孰轻孰重，抓住病位所在；感受温热毒邪之后，阴液不复，可以表现为肾阴虚或肝肾阴虚之虚损表现，辨治之时，应随证候变化动态辨证。

3. **抓住本虚实质，结合气血阴阳及脏腑盈亏变化，探求辨证依据**

慢性再生障碍性贫血特征性表现为面色苍白，周身乏力，心悸气短，动则尤甚的一派脏腑虚衰之象，病程日久或复感他邪，可出现气血、阴阳、脏腑功能改变，故辨证之时，应抓住本虚实质，结合气血阴阳及脏腑盈亏变化，进行辨证。本病慢性起病，多数表现为面色苍白、全身乏力进行性加重，并有五心烦热、潮热盗汗、皮肤紫斑、脉滑大数疾之肾阴不足特征。随病程日久，亏损波及他脏，可以出现肝肾阴虚、脾肾阳虚的表现，阴损及阳，或阳损及阴，又可以出现肾阴阳两虚改变。正气亏虚，易于受邪，外邪侵袭，易于传变入里，出现高热、皮肤紫斑、齿鼻衄血、便血尿血等邪实表现，以标实为主，轻则肺卫受伤，重则深入营血，甚则逆传心包，危及生命。

4. **辨证与辨病相结合**

再生障碍性贫血的部分患者可由接触化学性物质、电离辐射以及药物等因素引起，临床上有接触史可查，从本病表现看，呈现一派虚象，血红蛋白、白细胞、血小板明显减少，易于并发感染及出血，可以有发热及感染部位的相应表现，与中医本虚标实表现相符，辨证之时，可以病证相参，细辨标本虚实、阴阳盛衰，按病证遣方用药。

（二）治法"二纲四目"原则

1. 固本培元，补肾健脾

（1）注重补肾，不忘补脾。

丘和明教授积多年临证经验，指出慢性再障的根本病位在肾和脾。脾为后天之本，《灵枢·决气》说："中焦受气取汁，变化而赤是谓血。"说明中焦脾为气血生化之源。肾为先天之本，肾主骨生髓，主藏精化血。《病机沙篆》云："血之源头在乎肾。"肾为先天之本，藏真阴而寓元阳，藏精主骨生髓，精血相互化生。先天不足或后天失养，则肾阴亏虚，精血不生，出现造血衰竭。《医精经义》亦云"肾藏精，精生髓，髓生骨……精足则髓足"，《诸病源候论》又有"精者，血之所成也"一说，可见肾作为先天本元，是精髓、精血化生之源，是慢性再障发病的本脏所在。

丘和明教授还认为，慢性再障患者出现头晕、乏力、心悸、气短、出血、舌淡苔白、脉沉细无力等脾气虚弱的证候，多因肾阴亏虚，日久伤气，脾气虚弱，血液生化乏源，统摄失职而发病。因此，丘和明教授认为，大多数骨髓衰竭性疾病以肾阴亏虚为本，治疗时以滋阴养血、补肾为主，辅以健脾益气药物。但丘和明教授同时指出，虽其发病关键在于脾肾虚损，但亦与阳气、阴液、心肝肺等密切相关，《景岳全书·传忠录》说："血者水谷之精也，源源而来，而实生化于脾，总统于心，藏受于肝，宣布于肺，施泄于肾而灌溉一身。"心主血、肝藏血、脾统血、肺布气血、肾精化血。脾肾虚损不能化生气血则脏腑失养，各脏功能受损，心不主血、肝不藏血、脾不统血，发为出血之证，血证失血使阴血更虚。

（2）阴常不足，阳非有余。

《素问·阴阳应象大论篇》曰："阳为气，阴为味。味归形，形归气，气归精，精归化。精食气，形食味，化生精，气生形。"即阴为物质，阳为功能。丘和明教授认为，肾阴与肾阳之间互相化生互相转化，阳生阴长，阳气衰退则阴血难生，阴血不生则阳气更虚。丘和明教授结合现代人生活方式改变以及其对慢性再障临床经验，推崇朱丹溪阴虚论、张景岳真阴论，认同人体阴常不足、阳非有余为精辟理论。

丘和明教授常用"阴常不足、阳非有余"理论指导血液病的临床实践，通过反复实践，积累了丰富的临证经验，丰富了血液病的中医理论。他提出本病以肾阴虚证为多见，故其对慢性再障患者应用补阴药偏多。但同时，丘和明教授认为在滋补肾阴同时也不能忽略温阳的重要性，因为凉润滋阴药能改善症状，温阳补肾药可改善造血功能，在适当的时机，于大剂补阴药中加入少量的温阳药，可获较好效果。对于慢性再障患者，丘和明教授临证多以补益肝脾肾为主，以六味地黄丸加减滋养肾阴，同时喜用巴戟天、鹿角胶等温补肾阳，以阳中求阴，则阴得阳升而泉源不竭，每获良效。但丘和明教授提醒，该病诊治过程中如过早、过度应用温补肾阳之品，则有助火动血之虑。

2. 谨守扶正，适时祛邪

（1）风热痰邪，审时度之。

《素问·通评虚实论》所谓："邪气盛则实，精气夺则虚。"因此，扶正与祛邪是密切相关的，扶正是为了更好地祛邪，祛邪又是为了保护正气，但扶正不能留邪，祛邪不能伤正。只有正气充盈，邪气才能退去，机体才能保持健康状况。正如《素问·阴阳应象大论》所言"治病必求于本"。薛己也有论述："凡医生治病，治标不治本，是不明正理也。"丘和明教授认同该种观点，认为本病以虚为主，虚实共存是本病的一大特征，但须明白"邪之所凑，其气必虚"的道理，故慢性再障治疗时要补虚为主，兼顾祛邪。慢性再障患者脾肾亏虚，营不内守、卫不外固则无以强肌腠，长期服用环孢素等免疫抑制剂，则更令正虚于内，这时外邪入侵，内生邪气，侵犯人体，致正气更虚，耗血伤髓。部分患者往往合并热邪、风邪、痰湿、瘀血等情况，形成虚实夹杂之证，这时我们需要抓住本源，兼顾标证。

丘和明教授认为，慢性再障患者短期病情加重，往往合并风热之邪，风热入里侵犯骨髓，阴精元气大伤，虚象进一步加重，出现出血、发热等症状，治疗当扶正基础上注重祛除风热之邪，丘和明教授临床喜用防风、荆芥、连翘、前胡、蒲公英、菊花等药，合并出血等则加地榆、仙鹤草等凉血止血。

（2）补益既虚，必不留瘀。

丘和明教授认同王清任"元气既虚，必不能达于血管，血管无气，必停留而淤"之言，推崇《血证论》所谓"旧血不去，则新血断然不生，而新血不生，则旧血也不能自去也"。丘和明教授认为气血虚弱，血行无力，日久则致瘀，致多种临床症状，同时影响新血形成，因此在补肾健脾、益气养血的基础上，适当加用活血祛瘀药，如丹参、茜草、当归、桃仁、红花等，往往能提高疗效。

总结以上四点，丘和明教授结合自己多年临床经验分析，慢性再障的基本治法是补益脾肾为主、佐以活血化瘀。在此基础上，丘和明教授总结出养阴益髓方治疗慢性再障，组成：淮山药、熟地黄、山茱萸、枸杞子、菟丝子、川牛膝、龟板胶、鹿角胶、首乌、党参、仙鹤草。本方重用熟地黄滋肾益精，以填真阴，为君药；山茱萸养肝滋肾，涩精敛汗，淮山药补脾益阴，滋肾固精，枸杞子补肾益精，养肝明目，龟鹿二胶为血肉有情之品，峻补精髓，龟板胶偏于补阴，鹿角胶偏于补阳，在补阴之中配伍补阳药，取阳中求阴之意，均为臣药；菟丝子、川牛膝益肝肾，强腰膝，健筋骨，党参补脾益气养血，首乌补益精血，仙鹤草滋补强壮、活血止血，均为佐药。诸药合用，共奏补肾健脾，填精益髓之效。临床加减化裁：若真阴不足，虚火上炎者，去枸杞子、鹿角胶，加女贞子、麦冬以养阴清热；火烁肺金，干咳少痰者，加百合以润肺止咳；夜热骨蒸者，加地骨皮以清虚热、退骨蒸；小便不利、不清者，加茯苓以利水渗湿；大便燥结者，去菟丝子，加肉苁蓉以润肠通便。

（三）验案举例

郭某，女，24岁。2008年2月11日来诊。患者2年前出现面色苍白，疲乏倦怠，伴有皮肤瘀点、瘀斑，到广东省人民医院行骨髓细胞形态学、骨髓活检等检查，诊断为"再生障碍性贫血"，给予环孢素、十一酸睾酮等药物治疗，症状有所好转，但血象一直没有明显改善，且逐渐出现肝功能损害，后停服以上药物，寻求中医治疗。就诊时口干，乏力，刷牙时牙龈出血，时有腰酸，纳差，眠一般，二便调。检查见：面色无华，皮下少量瘀点，色暗红，胸骨无压痛，淋巴结未触及肿大，肝脾肋下未及，舌稍红，苔薄黄，脉细。血象：WBC 1.9×10^9/L，RBC 1.87×10^{12}/L，HGB 74g/L，PLT 23×10^9/L。诊断病名：慢髓劳（脾肾亏虚）。

丘和明教授依据口干、刷牙时牙龈出血、时有腰酸、舌稍红、苔薄黄、脉细，辨为脾肾亏虚。脾气虚弱，故见神疲乏力，面色无华；肾阴不足，故见腰酸，阴虚火旺，故见舌稍红，苔薄黄，脉细；脾气虚，不能摄血，加之肾阴不足，虚火妄动，故见皮下、牙龈出血。治疗当以补益肾阴精髓，加以健脾摄血、清退虚热为法，以养阴益髓方加减治疗，处方：淮山药15g，熟地黄15g，山茱萸15g，龟板30g（先煎），巴戟天15g，首乌20g，菟丝子15g，鹿角胶15g（烊），鸡血藤30g，绵茵陈15g，白芍15g，玄参15g，阿胶20g（烊化）。方中以养阴益髓方补益脾肾为主，佐以活血化瘀，虑患者有阴虚火旺之嫌，去枸杞子等，加玄参、阿胶养阴清热，同时加用绵茵陈化湿清热，以防滋腻太过。共14剂，水煎服，日1剂。

2008年2月27日二诊：患者服用上方后，症状稍好转，2月15日因月经来潮，月经量多，色鲜红，出现头晕乏力，症状加重，于当地医院输注红细胞悬液、血小板。后继续服用以上方药调理，就诊时月经已干净约一周，口干好转，间有腰酸，眠差，舌淡红，舌苔微黄，脉细。血象WBC $2.1 \times 10^9/L$，RBC $2.85 \times 10^{12}/L$，HGB 101g/L，PLT $49 \times 10^9/L$。

患者服用上方后部分症状好转，但其间适逢月经来潮月经量多，色鲜红，质稀，虑其虚火妄动，导致月经过多，出血后气随血脱，邪气去其大半，但虚证仍在，故处方去巴戟天，加入枸杞子养阴柔肝，酸枣仁养阴安神，党参、山药益气补脾肾同时避免动血。处方：原方加枸杞子15g，党参20g，酸枣仁20g，黄精20g，甘草6g。40剂水煎服，日1剂。

2008年4月12日三诊：患者发热，体温38.6℃，咳嗽咯痰，痰中带血，无咽痛，无腹泻，舌淡红，舌苔白厚，脉浮，虑其脾肾亏虚，正气虚弱，正值温热之邪季节，风热邪气袭表，首先犯肺，故而咳嗽发热，但因正气虚弱，无力祛邪，邪正相争尚不剧烈，故以中度发热为主。表证尚浅，正气不足，故舌苔白厚，脉浮。考虑患者本证仍在，但目前以外感之邪作乱为主要标证，给予桑菊饮加减进行清疏肺卫之邪，处方：桑叶15g，桔梗10g，前胡15g，北杏

10g，连翘15g，黄芩15g，茜草10g，仙鹤草15g，首乌15g，生地黄15g，山茱萸15g，甘草6g。服7剂，水煎服，日1剂。发热6日消退，咳嗽好转，继续服用二诊方药。

2008年4月24日四诊：患者无发热恶寒，症状改善，但有咽干稍欲饮，纳差，纳眠可，便溏。舌淡红，舌苔白厚，脉弦。患者出现咽干，但结合大便溏薄，纳差，舌淡红，苔白厚，脉弦，认为其邪气虽减，但损伤脾胃之气，脾胃虚弱，津液不能上乘，故见口干，当予加强健脾益气之功处方：太子参15g，白术15g，淮山药15g，枸杞子15g，牛蒡子15g，火炭母20g，鸡血藤30g，绵茵陈15g，麦芽30g，鸡内金10g，仙鹤草15g，玄参15g。18剂，水煎服，日1剂。

2008年5月16日五诊：患者昨天开始出现双下肢皮肤散在性出血点，舌淡红，舌苔白，脉细。血象WBC 3.6×10⁹/L，RBC 2.80×10¹²/L，HGB 94g/L，PLT 53×10⁹/L。患者再次出现出血症状，考虑为本证脾肾虚弱，原发病引起，故治疗当以恢复健脾补肾养阴摄血方药为主，上方去太子参、枸杞子、牛蒡子、火炭母、绵茵陈、麦芽、鸡内金，加用熟地黄15g、山茱萸15g、茯苓15g、牡丹皮15g、党参20g、首乌20g、巴戟天15g、黄精15g，以联合六味地黄丸为组方补益肝肾滋阴，服62剂，水煎服，日1剂。

2008年6月11日六诊：患者咽干症状基本缓解，无明显腰酸，无明显牙龈出血，但仍时有气短，大便偏烂，舌淡红，舌苔白，脉细，考虑患者肝肾阴虚以及脾肾虚弱为主要矛盾，给予右归丸加减进行维持治疗。处方：淮山药15g，熟地黄15g，山茱萸15g，龟板30g（先煎），巴戟天

15g，首乌20g，菟丝子15g，鹿角胶15g（烊），茜草10g，党参20g，茯苓15g，甘草6g。水煎服，日1剂，连服30天。

2008年7月12日血象：WBC 3.96×10^9/L，RBC 2.93×10^{12}/L，HGB 101g/L，PLT 76×10^9/L。追踪观察，气短症状消失，大便改善，余无其他不适，患者一直主要以左归丸加减治疗，取得良好效果。

按：本医案固本培元，补益脾肾，但不忘适时扶正祛邪，充分体现了补脾与补肾、补肾阴与补肾阳、扶正与祛邪、补益与活血四个方面的关系。

三、学术传承

1. 丘和明教授治疗再生障碍性贫血的中医证治规律理论研究[1]

丘和明教授对再障进行了多年研究，提出脾肾两虚夹瘀是再障的根本病机，认为再障的好转是按肾阴虚向肾阳虚的规律归转的。临床上观察到，中药复方对肾阳虚者疗效显著，而对肾阴虚者较差，体现了中医理论"阳虚易治，阴虚难调"客观指征。对于阴虚型再障，一般的补肾养精之品疗效不佳，需选用血肉有形之品方能奏效。

丘和明教授等在临床中发现，再障患者肾阴虚表现非常明显，且兼有阴虚内热的患者，治疗初期效果多不理想。阴虚证候消失，则病情转入稳定期，显示出阳虚证候，随后治疗效果即易提高。他认为再障的好转是按肾阴虚向肾阳虚的规律归转的。而当病情恶化时，即使有些病人阳虚症状很典型，但很快又出现阴虚或阴虚火旺的表现，治疗比较棘手。临床观察还发现凉润滋阴药能改善症状，温阳补肾药可改善造血功能，在适当的时机，于大剂补阴药中加入少量的温阳药，可获得较好的效果，但如过早、过度应用温补肾阳之品，则有助火动血之虑。故临床上常显示出对肾阳虚者疗效显著，而对肾阴虚者较差。龟板味咸、甘，性平，入肾、肝经，滋阴潜阳，补肾健骨，补血止血。《本草纲目》曰："治腰脚酸痛，补心肾，益大肠……"又因"精血皆有形，以草木无情之物为补益，声气必不相应"，一般的草本补阴药难以奏效。丘和明教授在临床上重用血肉有情之品龟板以峻补精血，治疗阴虚型初步取得良效。

2. 丘和明教授重用龟板治疗肾阴虚再生障碍性贫血的临床分析和实验研究[2]

本研究通过文献研究与统计分析相结合的方法，对再生障碍性贫血的中医认识及丘和明教授中医治疗再生障碍性贫血的证治规律进行了研究。本研究共分为三步：第一步运用文献学方法，收集相关文献，系统地总结了中医对再障病因病机的相关认识；第二步运用统计学方法，对丘和明教授治疗再生障碍性贫血的病例进行研究，从频数分析的角度分析了丘和明教授治疗再生障碍性贫血的方剂，从整体上对丘和明教授治疗本病的证治规律特点进行了分析讨论；第三步根据统计结果，并结合中医理论，对丘和明教授关于本病病机的认识及治则进行了系统的归纳和总结。强调肾精亏虚在本病发生中具有重要作用，从而提出补肾填精应作为治疗再生障碍性贫血的基本治则。在此基础上，根据患者具体临床表现，提出应在辨证基础上平衡滋肾阴与补肾阳、补肾与健脾、扶正与祛邪、补益与活血的微妙关系，适时辅以健脾益气、温肾助阳、活血化瘀等治法。为中医治疗再生障碍性贫血辨证论治提供了新的思路。同时本研究也总结了丘和明教授在再障治疗中的用药特点，对中医治疗再障的选方用药提供了一定的参考。

在再障的治疗中，对于补肾阴与补肾阳的选择丘和明教授亦有独到的见解。丘和明教授认为适时加入少量温阳药，对再障患者血象的恢复能起到明显的作用。温阳补肾药可鼓舞肾中元阳，促进造血功能恢复。且温肾助阳药物可通过鼓动肾阳以温煦脾阳，对脾气的运化起到辅助作用，因此，在适当的时机，于大剂补阴药中加入少量的温阳药，可获得较好的效果，但如过早、过度应用温补肾阳之品，则有助火动血之虑。因此在再障治疗的早期，应该以补肾阴为主，而在患者临床症状趋于稳定，出血症状消失后，再适当加入温阳药，则可起到事半功倍的效果。

历代文献及现代中医均普遍认为再障是一种"纯虚无邪"的疾病，但在临床上再障患者常因粒细胞缺乏导致感染，因血小板减少导致出血。正如《黄帝内经》所云："邪之所凑，其气必虚。"因此在再障的治疗中，常常需要兼顾兼证的治疗，需要平衡扶正与祛邪、补益与活血的微妙关系。

丘和明教授在治疗再障的用药选择上有其独特的见解。在补阴药中使用频率较高的药味是制首乌、熟地黄。

制首乌能补血养肝，益精固肾，乌须发，强筋骨。《本草纲目》中说："此物气味温苦辛，苦补肾，温补肝，涩能收敛精气，所以能养血益肝，固精益肾，健精骨，乌须发，为滋补良药。不寒不燥，功在地黄、天门冬诸药之上。"熟地黄为滋阴主药，亦为滋补肝肾之要药。《本草纲目》中记载熟地黄："填骨髓，长肌肉，生精血。补五脏内伤不足，通血脉，利耳目，黑须发"除此二者，丘和明教授还运用龟板胶、阿胶、鹿角胶等血肉有情之品，滋补肾精，填精益髓，以期达到促进骨髓生长的作用。

补气药中使用频率较高的药味是党参、山药。党参可补中益气、生津养血，入脾经，《本草从新》中认为党参"主补中益气，和脾胃，除烦渴。中期微弱，用以调补，甚为平妥"。《本草正义》认为党参"力能补脾养胃，健运中气……尤其可贵者，则健脾运而不燥，滋胃阴而不湿，润肺而不犯寒凉，养血而不偏滋腻，鼓舞清阳，振动中气，而无刚燥之弊"。山药既补脾气又益脾阴，归脾肺肾三经，为平补气阴之良药。《神农本草经》言山药"主伤中，补虚羸，除寒热邪气，长肌肉"。《本草纲目》认为山药能"益肾气，健脾胃"。在再障的治疗过程中，丘和明教授重视脾胃的作用，在补肾填精的同时，健运脾胃，使后天之水谷精微养先天肾阴肾阳，以期能更好地达到补骨生髓的作用。

止血药常选用茜草、仙鹤草等活血止血药。丘和明教授在唐容川《血证论》的治血四法的基础上认为"离经之血即为瘀血"，因此在止血的同时应该兼顾祛瘀。在止血药的选择上，常常选用活血止血药，以达到止血而不留瘀的作用。

再障患者因其骨髓造血功能低下，常可见鼻衄、齿衄等出血症状。中医认为再障者肾精亏虚，无力化生肾阴肾阳，致气血阴阳亏虚。而临床以肾阴亏虚则虚火内生，迫血妄行，故见出血。而离经之血即为瘀，出血导致血瘀，加重再障病情，使治疗更加困难。若单纯以补益为法治疗，既有助热动血之虑，又有留瘀之弊，但若大投凉血止血之品，又恐损伤正气，导致肾气愈虚，难以恢复造血功能。

丘和明教授在治疗再障出血患者时，强调补益与止血活血的平衡，常常在补肾填精、滋阴泻火的基础上加紫草、仙鹤草、茜草等药物凉血止血，又因仙鹤草、茜草等药味兼有活血功能，故可使得补益而不动血留瘀，活血凉血而不损正气。

3. 丘和明教授活血化瘀法治疗再生障碍性贫血的机理探讨[3]

李振波博士在跟丘和明老师出诊中发现再生障碍性贫血如纯补其虚，疗效有时不显，或收效缓慢，认为再障应以肾虚血瘀为本，总结如下：①"髓海瘀阻是再障的病理基础之一"，脾肾虚与血瘀相互影响，表现为因虚致瘀和因瘀致虚两方面。②活血化瘀药能祛瘀生新、化瘀止血，打破瘀血产生的诸多病理环节，消散髓海瘀阻，使气血运行正常，恢复骨髓造血功能。③要灵活运用活血化瘀法。一是出血盛时慎用活血化瘀之品，多用于出血停止以后，否则会加重出血；二是应配合补益脾肾法，减少单独使用，因其属于攻法，攻邪易伤正，合用补法则祛瘀而不伤正；三是瘀血是再障疾病过程中的病理产物，且始终存在，活血化瘀治疗应贯穿治疗始终，不要因短期应用无效而放弃。

此外，现代药理研究证明，活血化瘀药能改善骨髓造血微环境，有利于造血干细胞增殖分化成熟和释放，补益脾肾药能促进造血干细胞的增殖。二者配伍应用，相辅相成，可共同促进造血功能的恢复。

用药方面，补肾阴常用西洋参、生黄芪、补骨脂、枸杞子、何首乌、阿胶、天冬、生地黄、知母、女贞子、墨旱莲等药；补肾阳常用红参、黄芪、补骨脂、巴戟天、肉苁蓉、仙茅等药，同时注意阴阳双补，如补肾阳方中加用枸杞子、何首乌、阿胶、鸡血藤、当归、仙鹤草以滋阴壮阳气；补肾阴方中加一两味温阳药如巴戟天、淫羊藿，以达"少火生气"、阴阳互生之义。活血药物的运用要注意防止使用耗气破血之品如水蛭、虻虫、三棱、莪术，如要温经活血则选性温的川芎、当归、红花、乳香、五灵脂、骨碎补、川续断等，如要凉血活血则选偏凉润之丹参、牡丹皮、侧柏叶、赤芍、牛膝、郁金、鸡血藤等，如要收敛祛瘀止血则选用田三七、白及、仙鹤草、血竭等，均随证选用。

4. 丘和明教授经验方（活髓片）治疗再生障碍性贫血的实验研究[4]

活髓片是丘和明教授为首的血证专家组经过多年的临床实践研制所得，该方针对脾肾虚兼血瘀的病机而设，具有补肾精、调阴阳、益气活血的功效，方中黄精、补骨脂、枸杞子平补肾阴肾阳，黄芪、人参补脾益气，川芎、当归补血活血，虎杖清热解毒，对再障有确切的疗效。该方对干细胞、免疫及微环境等三个再障的发病机制均有调节作用。

胡永珍博士统计了1999—2002年三年来以活髓片为主治疗广州中医药大学第一附属医院的住院及门诊的再障病人13例，结果表明活髓片能改善再障患者生活质量，明显缓解症状，提升外周血白细胞、红细胞、血小板及网织红细胞；13例患者中治愈2例（占15％），缓解5例（占38％），明显进步3例（占24％），无效3例（占23％），总有效率为77％，副反应出现少，安全性高，并改善了治疗前出现的肝功异常等。同时，对该方进行了动物实验研究。实验表明活髓片对再障小鼠有明显的疗效：①提升外周血细胞，且使红细胞回升到正常水平。②提高骨髓单个核细胞数目，促进骨髓基质细胞进入增殖周期，改善基质细胞生长状况。③提高骨髓基质细胞对骨髓单个核细胞的黏附能力，使其达到正常水平。④提高骨髓基质细胞分泌促造血因子的能力，使骨髓基质细胞层支持下的粒—单系集落数增加，使基质细胞培养上清液促进骨髓造血细胞进入增殖周期的功能加强。

实验进一步对比了活髓片与康力龙（司坦唑醇）的疗效，发现活髓片对骨髓造血微环境的作用优于康力龙，其提升红细胞的作用较康力龙明显，能更快达到正常水平。

实验研究证实了丘和明教授研发的活髓片具有促进骨

髓基质细胞分泌造血因子的能力，能促使骨髓造血细胞进入增殖周期，从而改善再生障碍性贫血患者骨髓的造血微环境，提升骨髓造血能力。

梁毅博士后亦秉承丘和明教授治疗再生障碍性贫血的学术思想，从肾髓枯、血虚的角度，对比了活髓片与四物汤对免疫介导再生障碍性贫血模型小鼠骨髓造血微环境及表面黏附分子（VCAM-1）表达的影响。结果表明，活髓片能够改善免疫介导再障小鼠骨髓造血微环境紊乱状况，可促进骨髓培养基质细胞表面黏附分子（VCAM-1）的表达水平，且整体效果优于四物汤。这也说明，对同一血虚证，采取单纯补血和补肾、健脾、活血不同治法以及不同的药物配伍，其效果有一定的差异性，从而揭示了应用中医药辨证论治原则治疗再障的现代药理机制。

5. 丘和明教授学术思想继承和发挥[5-6]

陈志雄、于天启、戴媺、杨宏光、郭珊珊、陈亚勇等治疗顽固难治性再生障碍性贫血在丘和明教授再障脾肾两虚夹瘀学术思想指导下，在补肾养血祛瘀的基础上，运用以毒攻毒、穴位贴敷、穴位针灸等综合治疗方法，临床取得较好的效果。自拟七星丹以制马钱子、斑蝥、砒霜等药以毒攻毒。研制活髓片以熟地黄、菟丝子、牛膝、鹿角胶、龟板胶等填精益髓。

参 考 文 献

[1]胡曦月. 丘和明教授治疗再生障碍性贫血的中医证治规律理论研究[D]. 广州中医药大学，2014.

[2]许华. 重用龟板治疗肾阴虚再生障碍性贫血的临床分析和实验研究[D]. 广州中医药大学，2005.

[3]李振波，丘和明. 活血化瘀法治疗再生障碍性贫血的机理初探[J]. 湖北中医杂志，1997，19（4）：12-13.

[4]梁毅，陈志雄，丘和明. 活髓片与四物汤对再生障碍性贫血小鼠骨髓基质细胞的影响比较[J]. 中国中西医结合急救杂志，2002，9（6）：327-330.

[5]杨宏光，于天启，戴媺. 补虚解毒方治疗慢性再生障碍性贫血7例临床体会[J]. 中国民族民间医药，2015，24（14）：144.

[6]于天启. 中医辨治再生障碍性贫血浅识[J]. 新中医，2005，37（8）：87.

（于天启）

第五章　丘和明教授诊治急性白血病学术思想与传承

急性白血病是由于各种因素引起骨髓造血干祖细胞恶变，导致某系列白细胞成熟障碍，其幼稚白细胞在骨髓或其他造血组织中恶性增殖，浸润全身组织器官，使正常造血功能受抑，以贫血、发热、出血、肝脾及淋巴结肿大、感染等为主要表现的一组造血系统恶性肿瘤。本病多起病急骤，发展迅速。

急性白血病的发病率全世界平均约3.1/10万，欧美国家较高，国内发病率在癌肿发病率中排第6~8位，为十大恶性肿瘤之一。男性多于女性，是儿童及青少年最常见的恶性肿瘤。

本病属中医"虚劳""血证""内伤发热""温病""癥积"等范围。丘和明教授认为，根据其临床表现，急性白血病用急劳、热劳、虚劳、血证、温病、癥积等病名比较符合临床实际。

一、病因病机

（1）先天禀赋不足，后天失于调养，致脏腑功能失调，正虚体弱，复感风寒暑湿燥热或温毒之邪，入里化火成毒，损伤脏腑气血阴阳，乃成急劳、虚劳。

（2）因病服药不慎，药毒化热结聚体内，深入脏腑、骨髓，耗伤精血、真元，损伤脏腑阴阳，使气血衰败，卫外藩篱益疏而不固，更易感受外邪，重伤正气，则为急劳、虚劳；或热毒化火，迫血妄行，则为血证；邪毒灼伤阴血，炼液为痰，痰凝气结，气滞血瘀，痰气瘀互结，留滞体内，发为癥积、恶核。

（3）过食煎炸炙煿热毒之品，胃中积热，煎炼津液成痰浊；或过食膏粱厚味，聚湿生痰，痰湿凝滞，阻碍气机，痰凝气结，留于胁下、肉中，是为癥积、恶核；痰湿热毒内困，郁而化火，湿热蕴蒸则身热不扬，乃成内伤发热；饮食不节，脾胃受伤，则气血生化乏源，无以充养肾精，致精气亏虚，则成虚劳。

（4）烦劳过度，损伤脾胃，一则气血生化乏源，无以充养脏腑百骸，致元气亏虚，虚劳乃成；二则脾胃虚弱，运化无权，湿邪痰浊内生，阻碍气机，气滞血瘀，痰瘀互结，则为恶核、癥积之候。

（5）肺痨、热病、癥积等病久，或失治误治，或药毒内郁，一则亏耗阴阳气血，二则久病入络，使气滞血瘀痰凝，或郁而化热化火成毒，耗伤正气，迫血妄行，炼液成痰，凝滞气血，则急劳、虚劳、血证、恶核作矣。

上述诸因导致热毒之邪内炽，既可亏耗阳气，使脾失统摄，肾失封藏，又可入营动血，或灼伤阴液，使阴虚火盛，热伤血络，迫血妄行而为血证，阳络伤则血外溢而成鼻衄、齿衄、舌衄、咯血、吐血、肌衄，阴络伤则血内溢而成尿血、便血、崩漏，甚则大出血而气随血脱。若热邪熏灼，炼液为痰，或脾虚失运，聚湿成痰，痰火相搏，郁结成块，则为瘰疬、恶核。气虚则推动无力，血虚则血行艰涩，均可致气滞而血瘀；瘀血与痰浊交阻，结于胁下，则为癥积；瘀血、痰浊随火动，随气升，又可攻心、闭窍、乘肺，变证多端，均为危候。丘和明教授认为，本病病因责之于禀赋不足、感受外邪，服药不慎、药毒内伤，饮食不节、痰凝气结，劳倦过度、损伤脾肾，他病内伤、转化成劳。其主要病机是因虚致实，或因实致虚，虚实错杂，热毒、痰瘀内结，脏腑气血阴阳亏虚，络伤血溢，正亏邪盛，正邪交争则发热，正不胜邪则阴阳离决而死亡。

二、临床表现

（1）本病多数起病急骤，特别是青壮年病者；多数老年患者及低增生白血病患者则起病较缓。常以疲乏、头晕、咽痛、齿龈肿痛、淋巴结肿大、发热等就诊。

（2）发热常为本病首发症状，也可发生在任何阶段，热型不一，热度不等。继发感染是急性白血病发热的主要原因，其发热常为高热或超高热，多伴畏寒、多汗、身痛、消瘦、衰竭等，感染部位以咽部、口腔、上呼吸道、肺部、尿路、肠道为多见，化疗后粒细胞缺乏时更易见口腔、咽喉、呼吸道及肛周感染，可出现败血症；病原体以革兰氏阴性杆菌为主，其次为真菌，亦可为革兰氏阳性菌、病毒、衣原体等。白血病本身由于核酸代谢亢进等原因，亦可出现发热，常以低热为主，多不超过38℃，不伴寒战，抗感染治疗无效，化疗后即可消退。

（3）本病多数病人有不同程度出血，以早幼粒细胞白血病最严重，常可并发播散性血管内凝血，其次是粒细胞白血病或单核细胞白血病，淋巴细胞白血病出血稍少。出血原因较复杂，包括血小板质与量下降，血管壁受侵蚀、损害，凝血因子减少，纤溶亢进等。部位以皮肤、黏膜最常见。多为瘀斑、瘀点、鼻衄、龈血、口腔黏膜血疱等，全身其他部位均可出血，颅内、呼吸道、消化道出血者可致命。

（4）贫血为急性白血病最常见的症状，发病初期即可出现，进行性加重。贫血原因主要是骨髓红系增生受白血病细胞抑制、化疗抑制造血、自身免疫性溶血、反复出血等。贫血多表现为正细胞正色素性，亦可为大细胞性，临床表现为头晕头痛、皮肤黏膜苍白、纳呆、心悸、疲乏、气促等。

（5）白血病细胞浸润的表现。

骨关节疼痛，胸骨局限性压痛：胸骨下端压痛常为白血病特征之一；骨关节痛易误诊为风湿病，特别是青少年。

肝、脾、淋巴结肿大：以急性淋巴细胞白血病最明显，其次为急性单核细胞白血病或急性粒细胞白血病。淋巴结肿大程度不一，质软或中等，以颈部多见，其次为腋窝、腹股沟及颌下。

中枢神经系统浸润：又称为中枢神经系统白血病，为急性白血病复发的最常见根源。尤多发生于急性淋巴细胞白血病患者，主要表现为颅内压高，头痛，呕吐，视力减退，口眼歪斜，心率减慢，视盘水肿，颅神经麻痹，甚至可见昏迷、偏瘫等。脑脊液检查可见压力增高，蛋白及白细胞增多，或找到白血病细胞。

其他组织器官浸润：消化道浸润者可见口腔炎、食管炎、小肠结肠炎等。皮肤黏膜浸润者可见丘疹、斑疹、脓疮、结节、肿块、疱疹、多形性红斑、牙龈肿胀、咽峡炎等。骨膜、硬脑膜和韧带等处浸润可形成粒细胞肉瘤，即绿色瘤，以眼眶部最常见。呼吸系统浸润者，可见胸闷痛、咳嗽气促、呼吸困难、胸腔积液等。泌尿系统浸润者，可见浮肿、蛋白尿及管型尿。生殖系统浸润者，男性可见无痛性睾丸肿大，多以单侧明显，常发生在急性白血病经化疗缓解后，为白血病复发的根源之一；女性可见卵巢浸润，继发阴道出血和月经紊乱等。循环系统浸润者，可见心力衰竭、心包炎等。

（6）实验室及其他辅助检查。

血象：白细胞总数多增多，少数正常或减少。常见5%～95%的原始及幼稚细胞。红细胞及血红蛋白、血小板中重度减少。

骨髓象：增生活跃、明显活跃，甚至极度活跃。少数未经化疗即增生低下，且外周血三系减少，称为低增生白血病。分类某系列原始及幼稚细胞≥20%，形态明显异常，如形态不规则，核染色质粗，分布不均，核仁大而明显，核浆发育失衡，急性粒细胞白血病的幼稚细胞中可见奥氏小体，成熟细胞少见；除红白血病外，红系增生受抑；除巨核细胞白血病外，巨核细胞系统受抑，血小板少见。

血常规及骨髓细胞化学染色、病理学、免疫学、细胞遗传学检查等，是确诊急性白血病及其分型的主要依据。

三、辨证论治

丘和明教授认为，辨治急性白血病，首先应分清标本缓急，辨别纲目。白血病的症状复杂多样，但以虚证为本，如能抓住阴阳气血虚证为纲，五脏证候为目，就能执简驭繁。纲目结合，即可概括、明晰其证候。因为正气越虚，越易受邪，故本病病人常有风火邪毒、气滞血瘀、痰饮湿浊等邪气所致的标证。

由于本病属于虚实夹杂之证，因此治疗时应注意处理好扶正与祛邪的关系，即宜权衡标本缓急，急则治标，缓则治本，或标本兼顾，不可不认标证，一味补虚，即古人所谓"二虚一实，先治其实"，补虚勿忘邪实；又不可不认本证，单治实证，而应攻邪勿忘正虚。而且本病属于全身性疾病，其本虚常表现为五脏俱虚，故治疗当以补益脾肾为主，因脾为后天之本，肾为先天之本；而五脏之虚，应辨其气血阴阳之亏虚，当遵《素问·阴阳应象大论》所谓"形不足者，温之以气；精不足者，补之以味"，以及《素问·至真要大论》所云"劳者温之"，《灵枢·经脉》所论"虚则补之"之旨，分别采用补气、养血、补阴、温阳之法直接补之。还可根据阴阳五行相生相关学说，采用间接补益法，如金能生水，肾阴虚证可采用补肺法，补肺金以生肾水；土能生金，肺气虚证可采用健脾法，补脾气以益肺气；等等。

攻邪当辨清外感六淫邪气和邪毒、内伤痰湿、火热、气滞、瘀血等，给予疏风、散寒、消暑、祛湿、润燥、清热、解毒、凉血、化痰、降火、理气、祛瘀等法则进行治疗。临床还应将扶正与祛邪有机地结合起来，在疾病的不同阶段，根据辨证，衡量正虚与邪实的偏重偏轻急缓，采用先攻后补、先补后攻、攻补兼施、寓补于攻、寓攻于补等法，灵活施治，方能取得更佳疗效。

四、临证经验

丘和明教授对急性白血病的诊疗具有丰富经验，临床疗效显著。丘和明教授在长期、大量的临床实践中，对急性白血病的中医治疗，形成了独特的诊疗思路。

丘和明教授认为邪毒作为急性白血病的主要致病因素，其致病有其相应的特点。邪毒多具火热炎上、燔灼酷烈之性，致病每致症状严重，常出现高热、烦躁、口干口苦，大汗出等阳热炽盛表现。邪毒致病力强，侵犯人体初期，即可出现里热炽盛的表现，而少有恶寒、怕风、脉浮等表证。温热毒邪属阳邪，阳热亢盛，势必灼伤阴津，甚至引起下焦真阴耗竭。温热毒邪火性炎热，极易燔灼血脉，迫血妄行而致出血，见皮肤紫斑、齿衄、鼻衄，甚至便血、尿血、脑出血等。邪毒尚有一个重要的特点，即易深伏体内，缠绵留连，难以净祛，余毒在体内积蓄，暗耗正气，这是急性白血病迁延难愈、缓解后易复发的根本原因。

正气虚弱是该病的内在原因，邪毒是重要的致病因素，是外因。祖国医学认为"正气存内，邪不可干""邪之所凑，其气必虚"。邪毒在人体正气虚弱时可导致疾病的发生。患者多禀赋素薄，先天不足，或后天失养，以致脏腑亏虚，精气内亏，气血不足，其中尤以脾肾虚弱最为关键，因肾为先天之本，主骨藏精，生髓化血；脾为后天之本，为气血生化之源，气血精津的生发与补充全赖于脾肾。由于正气虚弱，邪气方得以入侵和潜藏，得以在体内滋生，进一步损伤正气，导致疾病的发生。

急性白血病总的发病趋势是邪毒渐盛，正气渐虚。急性白血病发病之初的临床表现，有以虚损表现为主者，如气促、倦怠、纳少、低热、头晕等；有以外感时邪为主要表现者，如表现为风热或风寒感冒等，以恶寒发热、咽痛、头身痛、咳嗽等为表现；有以阳热炽盛为首发表现者，见高热、烦躁、口干口苦、大汗出等；有以出血为首发表现者，或见气虚不摄、阴虚火旺出血，或见热盛迫血等；也有以关节或牙龈肿痛为首发者；也有以局部肿块或淋巴结肿大等首发者；如此等等，不一而足。尽管急性白

血病发病之时临床表现多种多样，但往往发病时已是邪毒
炽盛，正气虚弱。随着病程的发展，邪毒日渐炽盛，正气
日渐虚弱，终至邪毒炽盛而正气虚极而成阴竭阳亡之势。
邪毒侵入机体后，损伤正气，由于邪毒具有阳热炽盛的特
性，最易伤人阴精，故临证常见阴液亏虚表现，但阴阳互
根，无阴则阳无所化，邪毒伤阴严重则可致阳气的化生不
足而成阳虚，终成阴阳两虚之证。

　　急性白血病病程中常见病情反复，在积极化疗或清
热解毒等中西医结合治疗后可能达到临床缓解，此时邪毒
被清但未尽去；但在攻伐邪毒的同时，正气也受到进一步
伤害。为防止骨髓、血液中白血病细胞的再度增多而引起
疾病复发，需间歇一定时间再行化疗或中药攻邪解毒。化
疗药物或攻邪解毒中药既可杀死白血病细胞，也可能损伤
正常细胞，也即损伤正气。随着病程的延长，患者正气日
虚。目前的西药化疗或造血干细胞移植等治疗手段虽然有
了相当的效果，但大部分病人仍避免不了最终复发。复发
后的患者经过积极治疗有可能再度达到临床缓解，但此二
度缓解难以长久维持。

　　急性白血病的最终复发乃至病人最终病亡，从中医
角度则可以认为，与导致疾病发生的致病因素邪毒有关。
邪毒在正气虚弱的内因前提下入侵人体，入血伤髓方导致
疾病的发生，血液、骨髓是邪毒侵害的主要部位。中医认
为这些部位处于人体的最深层次，往往是药力难达之所，
所以靠药物难以将邪毒完全清除。丘和明教授认为，急性
白血病缓解后的微小残留病就是邪毒在体内阴分伏留的结

果。白血病缓解后，骨髓甚至血液中或中枢神经系统或睾丸中仍然存在微量白血病细胞。骨髓为至阴之分，为少阴肾所主；血属阴，精血同源，精为肾所藏；睾丸为厥阴肝经所绕，同为肾所主；脑为髓海，脑脊液乃脑髓之营养液，与肾藏精主水之关系密切。骨髓、血液、脑脊液、睾丸皆属于阴，为人体至阴之分，故白血病微小残留病邪气留伏部位可概括为"阴分"。丘和明教授认为，白血病缓解后的微小残留病之邪毒存留阴分，是其容易复发、难以完全治愈的根本原因。

丘和明教授诊治本病常以内科血证、虚劳，以及温病学理论为指导，认为其病因病机为邪盛正虚。其中对于邪盛，强调以热毒为主；对于正虚，认为以阴虚为主。治疗时着重扶正祛邪、养阴解毒，处方常使用经方、古方，或时方、验方相结合，根据具体病情，选择最佳配伍的中药复方，随证施治。

（一）辨证撷要

1. 辨证思路

丘和明教授认为，白血病的病因繁多，病机复杂，其发生发展趋势常因虚致实，因实致虚，虚实夹杂，寒热交错。正气虚弱是感受外邪的内因，而外邪入侵后又可导致正气虚损，邪毒是引发白血病的关键因素，邪毒深入，耗血伤髓是该病的重要病机。

根据急性白血病临床表现的不同，中医可将其分别诊为虚劳、急劳、血证、内伤发热、温病、癥积等病。若以脏腑亏损、元气虚弱、久虚不复为特征者当诊为虚劳；以起病急骤，出现脏腑亏损、元气虚弱为特征者，当诊为急劳；以血液不循常道而溢出脉外为主要表现者，当诊为血证；以脏腑阴阳气血虚损或失调而发热为主要表现者，当诊为内伤发热；以胁下或腹中积块为主要表现者，可诊为癥积。

临床诊治急性白血病病人，辨证首先应分别正虚与邪实，审证求因，辨证求本。具体辨证方法，应根据病人的临床表现来选择，若表现以虚劳、急劳、血证、内伤发热、恶核等内伤杂病为主，当以八纲辨证结合脏腑辨证作为辨证方法；若以温病等表现为主，又当以卫气营血辨证和三焦辨证为辨证方法。总之，就是要根据四诊所收集的脉证资料，选用相应的辨证方法，通过演绎分析、比较鉴别、综合归纳，辨清其病因、性质、病位，以及邪正之间的关系，概括、判断为何证，以及正虚与邪实之多寡、变化、发展、转归，为临证施治提供依据。例如，发热为本病最常见症状之一，病因有外感或内伤之别。

欲辨发热属外感或内伤，可参照《杂病源流犀烛·内伤外感门》引李东垣之辨："外感寒热齐作而无间，内伤寒热间作而不齐；外感恶寒虽近火不除，内伤恶寒则就温即解；外感恶风乃不禁一切风寒，内伤恶风唯恶些少贼风；外感证显在鼻，故鼻气不利而壅盛有力，内伤证显在口，故口不知味而腹中不得和；外感邪气有余，故发言壮厉，且先轻后重，内伤元气不足，故出言懒弱，且先重后轻；外感手背热，手心不热，内伤手心热，手背不热；外感头痛不止，至传里方罢，内伤头痛，时作时止。"

2. 赞同急性白血病属于伏气温病之说[1]

丘和明教授赞同急性白血病类同伏气温病之说。白血病伏邪为热毒。白血病初感的是六淫之邪，其中包括温热毒邪、时疫温毒，或受电离辐射、化学物品、药物等毒邪侵袭。感邪之初为感六淫之邪，何以伏邪均为热毒？何廉臣谓："凡伏气温病，皆是伏火，虽其初感受之气，有伤寒伤暑之不同，而潜伏既久，蕴酿蒸变，逾时而发，无一不同归火化。"王秉衡曰："风寒暑湿，悉能化火，血气郁蒸，无不生火，所以人之火症独多焉。"《伤寒序例》云："伏邪郁久而后发，发即大热大渴……。"从临床表现看，急性白血病发病之初均是一派热象，可见为伏邪所致。伏邪的产生、温病的发生与正气的强弱、感邪的轻重以及正邪斗争有关。《黄帝内经》指出："冬不藏精，春必病温。""夫精者，身之本也。故藏于精者，春不病温。""肾者主水，受五脏六腑之精而藏之。"

肾精是人体抵御病邪的物质基础，造成肾精不足的原因有先天禀赋不足、情志失调、房劳过度等。肾精不足，邪毒内侵，蛰伏于内，应时而动，温毒外发，而成温病。肾精亏虚，不能托邪外出，热毒搏结少阴，耗伤真阴。所以急性白血病一发病就有正虚精亏的证候。

急性白血病常常并不是一感邪即发病，其发病时间与感邪的轻重、正气的强弱有关。若正不胜邪，白血病则应时而发。因此常于发病之初，即见热毒炽盛和正气亏虚的表现。急性白血病是骨髓细胞恶性增殖性疾病，温热毒邪伏于骨髓，肾主骨生髓属少阴，故白血病为温热毒邪伏于少阴。

从急性白血病的传变情况分析，其顺序为由血分→营分→气分→卫分，亦与伏气温病相符。何廉臣指出："伏气温病，邪从里发，必先由血分转出气分，表证皆里证浮越于外也。新感轻而易治，伏气重而难疗，此其要也。"王孟英认为伏气温病"自里出来，乃先从血分而后达于气分"。

急性白血病的临床表现与伏气温病相符。除热毒表现外，都有营阴亏损的症状，这与伏气温病的发病情况颇为符合。急性白血病初起，脉多细数或沉细数，舌质多淡，舌苔多薄白，和伏气温病的症状相似。正如王孟英指出："起病之初，往往舌润而无苔垢。"舌苔乃胃气熏蒸而成，因伏气温病自内而发，开始未及阳明气分，故舌苔多薄白；白血病精血亏虚，故舌质多淡白。

急性白血病的缓解和复发亦可用伏气温病来解释。温病出现高热、汗出、不恶寒反恶热、发斑发疹，则表示邪热由表及里病势加重；伏气温病发热、汗出、发斑发疹，则表示温热伏邪从里达表，疾病趋于缓解。急性白血病经祛邪扶正治疗，高热、汗出、发斑发疹后，热去正复，疾病每获完全缓解。然而，伏气邪毒并未消除殆尽，为日后复发留下隐患，伏气热毒在体内继续消灼正气，正虚邪盛，正不胜邪，伏邪外发，可造成白血病的复发。若正气不亏或亏而不甚，则缓解期长，或长期稳定；反之，则缓解期短。屡屡复发，正气耗伤日重，难以恢复，则缓解困难，往往造成死亡。

丘和明教授认为，急性白血病类同伏气温病，可用伏气学说来解释白血病的发病规律、伏邪的性质、邪伏的部位、疾病的传变以及白血病的缓解与复发等病因病机，进而指导临床辨证施治和处方用药。

（二）治疗法则

1．祛邪以扶正，扶正以祛邪

丘和明教授认为，由于本病的病机为因实致虚，因虚致实，对于本病之实证，治疗必须衷中参西、中西医结合。适合化疗者，应酌情给予化疗，并在化疗的同时，配合中医药疗法辨证治疗，祛邪以扶正；对于不适合化疗者，常为邪毒甚而正气衰，当以扶正固本为主，佐以祛邪解毒，根据其脏腑阴阳气血亏虚之情之所，邪毒之所属，辨证治疗，扶正以祛邪。运用中医杂病辨证论治的方法或伏气温病学说指导本病的辨证论治，可取得较好的疗效。而且在使用西药化疗的同时，服用辨证而施的中药，能起到增效减毒的作用，提高生存质量。

2．补益脾肾为本，重在平调阴阳

丘和明教授认为，治疗本病之虚，当遵《难经·十四难》所云："损其肺者益其气，损其心者调其营卫，损其脾者调其饮食、适其寒温，损其肝者缓其中，损其肾者益其精。"后世医家论补法，各有偏重，如肾为先天之本，脾为后天之本；有人主张补脾不如补肾，有人主张补肾不如补脾。金元李东恒立脾胃论，主张升阳补脾；朱丹溪立"阳常有余，阴常不足论""相火论"，主张滋阴降火；而明代张景岳立"阳非有余，真阴不足"，偏重温补之法；清代叶天士治杂病注重补脾阴。丘和明教授认为，对于各家之说，应兼收并蓄，不可偏执，总以平调阴阳、补益脾肾为宜。

3. 阴阳互根互用，祛瘀亦能生新

至于遣方用药，丘和明教授特别推崇《景岳全书·新方八阵略引》所谓："补方之剂，补其虚也。凡气虚者，宜补其上，人参、黄芪之属是也；精虚者，宜补其下，熟地、枸杞之属是也；阳虚者，宜补而兼煖，桂、附、干姜之属是也；阴虚者，宜补而兼清，门冬、芍药、生地之属是也。此固阴阳之治辨也。其有气因精而虚者，自当补精以化气；精因气而虚者，自当补气以生精。又有阳失阴而离者，不补阴何以收散亡之气？水失火而败者，不补火何以苏垂寂之阴？此又阴阳相济之妙用也。故善补阳者，必于阴中求阳，则阳得阴助，而生化无穷；善补阴者，必于阳中求阴，则阴得阳升，而源泉不竭。余故曰：以精气分阴阳，则阴阳不可离；以寒热分阴阳，则阴阳不可混，此又阴阳邪正之离合也。故凡阳虚多寒者，宜补以甘温，而清润之品非所宜；阴虚多热者，宜补以甘凉，而辛燥之类不可用。知宜知避，则不惟用补，而八方之制，皆可得而贯通矣。"

李东恒善于补益脾胃，认为脾为阴土，得阳则运，胃为阳土，得阴始安，脾宜升则健，胃宜降则和。明确提出甘凉濡润滋养胃阴之法，以沙参、麦冬、淮山药、扁豆、莲子、石斛之类缓补脾胃之阴，滋生胃气，也是治虚要法。丘和明教授指出，张仲景《金匮要略》首倡祛瘀生新之法，创大黄䗪虫丸以治干血痨；王清任著《医林改

错》，重视血瘀病理，用祛瘀活血的理法方药指导治疗虚弱而有血瘀的病证，补充发展了《金匮要略》祛瘀生新的理法方药，值得学习、借鉴。

4. 清解散血以图标，扶正护胃以固本

急性白血病的治疗常以清热解毒治标和扶正护胃固本相互兼顾。对于伏气温病的治疗，何廉臣指出："灵其气机，清血热。"柳宝诒认为："治伏气温病，当频频顾其阴液。"此二人指出了伏气温病治疗的清热凉血散血和滋阴生津养液两大原则。急性白血病的治疗也常遵循这些法则。基于急性白血病类同伏气温病的认识，丘和明教授指出，治疗急性白血病可直清里热，但这对于新感温病此法却是禁忌。因为弃表清里会使邪气冰伏，外邪入里。伏邪兼新感而出现表证者，虽可兼顾新感，但总以清里热为主，佐以透表之法。再如伏气温病，常初起便见伤阴，即可以甘寒、咸寒养阴与苦寒清热并用。正如柳宝诒所云："伏气由内而发，治之者以清泻里热为主。其见证至繁至杂，须兼视六经形证，乃可随机立法。"

急性白血病常见热毒炽盛、耗血动血、瘀血和痰热内停等并存，卫、气、营、血分同病，治疗应以清热解毒、凉血止血、活血化瘀、祛痰清热等法并用。临床上清热解毒常用白花蛇舌草、半枝莲、山豆根、蒲公英、大青叶、金银花、连翘、土茯苓、青黛等，凉血止血、活血化瘀常用赤芍、丹参、当归、小蓟、茜草、三七、丹参、牡丹皮、生地黄等。另外，扶正护胃固本在白血病治疗中尤为重要。温热毒邪深伏于少阴骨髓，暗耗人体精血，导致机

体精血亏少，病初即见一派虚损之象。

伏气温病多以热毒实火证为主，兼见阴精亏耗证。若脾肾未败，虽热毒炽盛，治以清泄伏热，养阴保精，顾护胃气，尚能救治；若脾肾衰败，精气耗竭者，终将死亡。故扶正固本当责之胃气与脾肾，但健脾养胃，益气与滋阴，补肾填精应有所侧重；同时要清泄治其伏火。温病的治疗以保阴为第一要义，生津益胃、滋补肾阴为其要旨。故临证每用沙参、西洋参、麦冬、天冬、石斛等以益胃生津。丘和明教授临床治疗急性白血病，滋阴填精多用生地黄、山茱萸、山药、女贞子、墨旱莲、鸡血藤、制首乌、阿胶、太子参等，健脾益气多用党参、黄芪、白术、茯苓、五指毛桃等；急性白血病缓解期也应服用益气健脾、滋肾养阴方药，以扶助正气，延长缓解期，从而达到长期缓解或治愈的目的。

5. 创立功补二方，重视搜剔余毒

丘和明教授基于急性白血病常见气虚血枯精亏、痰瘀毒邪留聚的病机，带领血证研究室研究人员，经长期临床观察和实验研究，制订了具有益气养血填精、化痰祛瘀解毒功效的本院制剂清毒片、养正片两个内服复方，辨证用于治疗各种急性白血病病人，取得明显疗效。其中前方功能清热解毒，化痰降逆，祛瘀止血；后方功能调补气血，填精益髓。经实验证明，前方能诱导白血病细胞凋亡，后方能增强患者免疫功能，提高机体的免疫监视能力。此外，丘和明教授常以扶正清毒为基本治法，根据辨证，为病人拟定个体化的中药煎剂以加强治疗作用。其中扶正以补益气血、扶助脾肾药为主，如黄芪、黄精、白术、茯苓、女贞子、墨旱莲、鸡血藤等；清毒常选用具有抗肿瘤作用的清热解毒药，如半枝莲、白花蛇舌草、半边莲、大青叶、虎杖等；并针对邪毒留伏体内难去之特点，仿《温病条辨》入阴搜邪治法，用青蒿与鳖甲、威灵仙与牡丹皮配伍以搜剔在里余毒。

急性白血病经治疗完全缓解后，仍有不少患者复发，严重影响患者生存质量和生存时间。因此，有效的缓解后治疗对延长缓解时间、改善生存质量，使患者带病延年，甚至治愈白血病具有重要意义。丘和明教授指出，病人体内残留的痕量白血病细胞是复发的关键因素，此乃正气虚弱、余毒未净，治疗应当扶助正气、祛除余毒。

（三）验案举例

1. 虚劳（急性淋巴细胞白血病）案

洪某，男，15岁，学生。广东揭阳籍。2013年4月26日初诊：缘患儿2013年11月始出现发热，到当地诊所予抗生素治疗，症状无改善，仍有发热，面色逐渐苍白，2013年4月在当地医院骨髓细胞学检查示：急性淋巴细胞白血病（L2）。为求进一步诊疗，来我院求治于丘和明教授。刻诊精神可，中度贫血貌，头昏，疲乏，盗汗，发热，口干，不欲饮，消瘦，纳眠可，小便黄，大便干结。面色苍白，眼结膜出血，牙龈红肿，无渗血，双侧颈部及腹股沟淋巴结可触及肿大，约0.5cm×0.5cm。肝脏肋下未及，脾脏下缘平脐，质韧，有压痛。舌尖红，苔微黄，脉细数。血分析示：WBC 16.88×10^9/L，RBC 1.64×10^{12}/L，HGB

52.0g/L，PLT 32×10^9/L。骨髓细胞学检查：急性淋巴细胞白血病骨髓象（L2）。

本病属祖国医学"内伤发热"范畴，属阴虚内热证，缘患者素体阴虚，发热日久，导致阴精亏虚，阴衰则阳胜，水不制火，阳气偏盛而引起发热。内热逼津外泄则盗汗；阴虚火旺，津亏失润，故口干、尿黄。阴虚火旺，迫血妄行，故见眼结膜出血。舌淡红尖红、苔微黄、脉细数为阴虚内热之象。治以养阴透热。以青蒿鳖甲汤加减：青蒿10g（后下），鳖甲30g（先煎），生地黄15g，牡丹皮15g，麦冬15g，玄参12g，地骨皮15g，白花蛇舌草30g，绵茵陈15g，夏枯草15g，浮小麦30g，青天葵12g。4剂，1剂/日，水煎，温服。另服清毒片每次4片，每日3次，泼尼松诱导治疗。

2013年5月3日二诊：服中药后夜间汗出较前明显减少，精神疲倦，面色苍白，全身皮肤黏膜无黄染，无出血，口腔黏膜无溃疡，无头昏头痛，无恶寒发热，无胸闷胸痛，无腹痛腹泻，纳、眠可，二便调，毛发及指甲光泽可，双下肢无水肿，关节无畸形。舌红，苔白，脉数。血分析：WBC 42.77×10^9/L，RBC 2.27×10^{12}/L，HGB 69.0g/L，PLT 19×10^9/L。患者服药后发热明显好转，治疗有效，守原方再进，3剂，1剂/日，水煎温服。另服清毒片每次4片，每日3次；并以VDLP方案诱导治疗，直至完全缓解。

按：《景岳全书·火证》说："阴虚者能发热，此以真阴亏损，水不制火也。"患者消瘦、低热日久不退、盗汗、口渴，舌尖红、脉细数为一派阴虚内热之象。青蒿鳖甲汤有入络搜邪，领邪外出之功。《温病条辨》谓其"有先入后出之妙，青蒿不能直入阴分，有鳖甲领入也；鳖甲不能独出阳分，有青蒿领之出也"。丘和明教授常用此方治疗白血病等恶性血液病发热，取得良好效果。此例急性淋巴细胞性白血病，患儿反复发热，疲乏、面色苍白，类似于中医学伏气温病，以阴液亏虚为主，邪热深伏骨髓，为外邪引发，乃本虚标实之证。故以青蒿鳖甲汤加减养阴透热为主，联合西药化疗以清邪热，保阴液，终达缓解。

2. 急性早幼粒细胞白血病案

邓某某，男，24岁，未婚。2009年3月24日初诊：患者因反复皮肤瘀斑1月余，发热1天前来丘和明教授门诊求诊。缘患者于2009年2月5日在中山大学附属第一医院诊断为急性早幼粒细胞白血病，先后予维甲酸、亚砷酸诱导治疗、IDA方案巩固治疗，一直持续至完全缓解。现患者化疗结束后14天，昨日出现发热。刻诊多汗，纳差，疲乏，无发热。睡眠可，二便正常，舌质淡红，苔薄白，脉细数。四诊合参，本病当属祖国医学"虚劳"病，证属肾精不足。患者先天禀赋不足，复感邪毒，正虚体弱，邪毒入里化火成毒，发为虚劳。化疗在清除邪毒的同时，亦耗气伤阴。患者已进入疾病稳定期，邪毒式微，肾阴亦受损，宜扶正以固本，治宜滋阴补肾，兼以散邪。方选六味地黄丸加味：淮山药15g，生地黄15g，山茱萸15g，牡丹皮15g，茯苓，泽泻15g，太子参20g，桔梗10g，板蓝根20g，连翘15g，蔓荆子15g，麦芽30g。7剂，1剂/日，水煎服。另予清毒片，4片/次，3次/日；养正片，4片/次，3次/日。

2009年3月31日二诊：患者诉无发热，胸闷，少量痰，无咳嗽，纳可，大便烂，次数增多，精神疲倦，咽不红，扁桃体无肿大，舌淡红，苔白，脉细数。血象WBC 2.9×10^9/L，HGB 114g/L，PLT 423×10^9/L。证属肾精不足，湿邪困脾。治宜滋阴补肾，燥湿化痰，理气和中。六味地黄丸合二陈汤加减：淮山药15g，生地黄15g，山茱萸15g，茯苓15g，首乌15g，太子参20g，绵茵陈15g，瓜蒌皮10g，陈皮10g，法半夏15g，鸡血藤30g，甘草6g。30剂，1剂/日，水煎服。继服清毒片，4片/次，3次/日；养正片，4片/次，3次/日。

2009年5月5日三诊：患者诉咽中有痰，无发热，时有头痛，无多汗，纳差，睡眠可，神清，精神可，皮肤黏膜无出血点及黄染，无皮疹，毛发及指甲光泽可，舌质淡红，苔白，脉弦细。血象WBC 6.1×10^9/L，HGB 154g/L，PLT 170×10^9/L。证属肾精不足，湿邪困脾。治宜养阴补肾，消食和胃。六味地黄丸加味：淮山药15g，生地黄15g，山茱萸15g，牡丹皮15g，茯苓15g，太子参15g，麦冬15g，浙贝15g，牛子15g，内金10g，麦芽30g，绵茵陈15g。30剂，1剂/日，水煎服。继服清毒片，4片/次，3次/日；养正片，4片/次，3次/日。

2009年7月7日四诊：患者6月中再往中山大学附属第一医院巩固化疗，目前为结束化疗21天。间有胸闷，夜梦多，无发热，无出血症状。舌淡红，舌苔白厚，脉弦。证属肾精不足，湿邪困脾。治宜滋阴补肾，化湿健脾。继服六味地黄丸加味：淮山药15g，生地黄15g，牡丹皮15g，山茱萸15g，泽泻15g，茯苓15g，党参20g，茜草10g，仙鹤草10g，绵茵陈15g，麦芽30g，甘草6g。14剂，1剂/日，水煎服。继服清毒片，4片/次，3次/日；养正片，4片/次，3次/日。巩固疗效。

按：急性白血病是由于造血干祖细胞突变引起的造血系统恶性肿瘤。化疗是实现彻底清除白血病细胞的主要手段。在化疗间歇期或化疗结束后，邪毒式微，正气亦受损，宜以扶正治疗为主，可以提高患者生存质量，提高患者对化疗的耐受能力。扶正以祛邪，对化疗能起到辅助作用，起到增效减毒的作用。本例因急性白血病化疗后出现虚劳之候，初诊肾精不足，兼感外邪，故治以补肾填精，兼以散邪；复诊外邪已祛，肾精仍亏，兼痰湿内困，乃改用补养肾精，燥湿祛痰。三诊肾精稍复，湿浊困脾，故予补肾养阴，化湿健脾。但养阴则易助痰湿，燥湿又易伤阴，故用药起效较慢，疗程较长，宜配合丸药缓图，渐入佳境。

（四）学术传承

1. 丘和明教授运用卫气营血、三焦理论辨治急性白血病[2]

丘和明教授认为，急性白血病的发生、发展、变化有着卫气营血及三焦浅深层次的病理变化，因而用卫气营血、三焦理论探讨其病理变化，进行辨证论治，可对急性白血病的论治起提纲挈领的作用。

对急性白血病病因学、发病学的认识直接关系到其治疗措施的制定。早在20世纪50年代已经有用清热解毒法治愈急性白血病的临床报道。温热毒邪在人体抵抗力低下时侵袭机体，伤及血液，浸淫骨髓而导致急性白血病的发生，温热毒邪是本病的致病因素，故急性白血病属"温病"范畴。从温病角度认识急性白血病的发病对其论治有重要意义，不少学者从伏气温病的角度认识其发病，丘和明教授认为，如从温病角度认识白血病，无论属于新感温病，抑或伏气温病，其病原因素都是温热毒邪，治疗上都要以祛除温毒为要务。这种温热毒邪致病有其特点：

（1）温热毒邪具火热炎上、燔灼酷烈之性，致病每致症状严重，以高热、烦躁、口干口苦、大汗出等阳热炽盛表现。

（2）由于温热毒邪致病力强，其侵犯人体，一开始即可能出现里热炽盛的表现而少有恶寒、怕风、舌淡脉浮等表证。

（3）温热毒邪属阳邪，阳热亢盛，势必灼伤阴津而出现津伤表现，甚至引起下焦真阴耗竭。

（4）温热毒邪火性炎上，极易燔灼血脉、迫血妄行而致出血。此外，温热毒邪还有一个重要的特点，即易深伏体内，缠绵留连，难以净祛，余毒积蓄，这是白血病迁延难愈、缓解后易复发的根本原因。

温病是由温邪引起的以发热为主要表现的一类外感热病，以热象偏重、易伤人阴津为特点。其发生、发展变化过程有由浅入深、由表入里、由实至虚的变化过程，即出现卫气营血及三焦的病理变化。有以卫分证起病者，也有以气分或营血分病变起病者。急性白血病病程中常以发热为首发症状，病理演变中也常有卫气营血及三焦浅深层次的变化。急性白血病常表现为恶寒发热，咽喉疼痛、不适，头身疼痛，或咳嗽等，这与温病的"温邪上受，首先犯肺"的发病学特点相一致，患者往往发热不退，渐至高热或壮热不退，为邪热由卫分向气分深入的标志。

本病发展迅速，如未能有效治疗，邪热常深入营血，耗血动血而出现皮肤紫斑、牙龈出血、鼻腔出血等出血现象，甚至脑出血，扰乱神明而神志昏迷或昏聩。也有一发病即出现高热不退者，这与温病学说所认为的邪气太盛，不经卫分或卫分太短，而径入气分一致，同样可以因邪热深入营血分而扰乱神明、耗血动血。急性白血病的发生发展过程中也有三焦的变化。

如急性白血病以恶寒发热，头身疼痛，咽喉不适、疼痛等症状为首发症状时，或合并上呼吸道感染出现咽痛、咳嗽、发热等症状，为邪热在上焦肺卫，病程中并发肺部感染高热、咳嗽、咯痰、胸痛等则为邪热闭肺或痰热壅肺。随着邪热传变，患者可出现高热不退、大汗出、口渴引饮、小便短赤、便秘、腹胀等中焦阳明热盛的表现。也有患者因肠道感染出现腹胀满疼痛、大便干结或大便溏泄等表现，也为邪在中焦之证。随着温热邪毒的不断深入，加之患者正气虚弱，反复外感邪热以致阴津不断耗伤，逐渐致肝肾阴精亏损，而出现形体消瘦、面色无华或熏黑、倦怠乏力、腰膝酸软、舌干枯而萎等表现。

急性白血病患者由于邪毒炽盛，灼伤阴液，阳盛则阴病，也常会出现阴津耗伤的病理变化，符合温病的临床特点。

阴液受伤之病理在急性白血病的卫、气、营、血及上、中、下焦各个阶段均可出现，患者常出现口干咽燥、大便秘结、小便短赤、肌肤干燥、舌干红少津、脉细数等阴津不足、组织失于濡养的症状。

急性白血病的另一个病理特点是邪毒易于深入阴分，潜伏体内，一候正气虚弱之时，阴分之邪毒鸱张而致白血病复发，与吴鞠通《温病条辨》下焦篇所言之邪入阴分证相似。这是所有急性白血病的特点。急性白血病复发的根本原因之一就是体内有微小残留病变的存在，这些残留体内之白血病细胞可以认为是邪毒的存留。这也是中医温病学所要解决的重要问题之一。如能清除残留于阴分之邪毒，则白血病就有根治的可能。可见，急性白血病发生、发展变化过程中具有卫气营血及三焦浅深层次的病理变化，这是用卫气营血、三焦理论论治急性白血病的病理基础。

急性白血病具有与其他温病不同的病理特点，治疗上有其特殊性。首先，该病温热邪毒甚重，是其病情严重、经久难愈的重要原因，邪毒贯穿于疾病的始终，因而清热解毒法在急性白血病中的运用就非常广泛。邪在气分、营血分用之理所应当，往往邪在卫分者，也常合用清热解毒之品，如黄连、黄芩、半枝莲、白花蛇舌草、七叶莲等药，但要遵循吴鞠通"治上焦如羽，非轻不举"的原则，用量不宜过大。在急性白血病的化疗间歇期或缓解期，以形体日渐消瘦、腰膝酸软、舌干瘦、脉细无力等下焦肝肾虚弱为主要表现者，也应顾及邪毒未净，深入阴分，在里蓄积，伺机而发之可能，可于填补下焦肝肾的同时，注意搜剔阴分邪毒，力求净驱邪毒，以达长治久安。

急性白血病温热邪毒炽盛，最易深入营血，动血耗血，这是急性白血病区别于其他温病的特点之一。急性白血病患者邪在卫气分常为时短暂，很快出现动血表现，出现皮肤出血——瘀点或瘀斑，鼻衄，齿衄，严重者便血、尿血、颅内出血。这与温热邪毒阳热之性太盛，损伤血络，以及温热邪毒耗伤正气，气虚不摄血、阴虚虚火动血有关。温热邪毒在上、中、下三焦，均可耗血动血，在上焦主要责于肺，肺热扰络动血，以皮肤出血、鼻衄为主；在中焦主要责之胃、大肠及脾，胃肠热盛伤及肠络而便血，如兼脾虚不能统血还可出现瘀斑；在下焦责之小肠、膀胱及肝肾，热盛于小肠，或热夹湿搏于膀胱，伤及血络可致尿血，肝肾阴精耗伤，阴盛阳亢，虚火动血，可见各种出血见症。总之，急性白血病病程中极易出现出血征象，因而止血法也为急性白血病治疗的常用治法。

阳胜则阴病，阴液耗伤是急性白血病的重要病理之一，阴液是抵抗温热邪毒的主要力量，因而顾护阴液在该病的治疗中具有重要意义，所谓"存得一分津液，便有一分生机"。急性白血病温热邪毒在里，复加六淫邪气入里化热，故在急性白血病过程中最易出现阴液耗伤的病理变化，因而在祛邪解热的同时，要注意顾护阴液。急性白血病病理中多湿，尤其化疗后挟湿现象明显，急性白血病化疗后多数患者舌象呈腻苔。急性白血病挟湿的原因可能与邪毒、化疗药物损伤脾胃，使其不能运化水湿，以及病后患者以膏粱肥甘进补，使脾胃呆钝等因素有关，如湿邪与温热邪毒相合形成胶结之势，如油入面，使邪毒缠绵，难以祛除。故临证当详查细辨，注意祛湿，使湿去不与热毒形成裹结之势。

丘和明教授认为，急性白血病的发生、发展变化过程中具有卫气营血及三焦的浅深层次的病理变化，具有热盛伤阴、易迫血动血、邪毒易深伏等病理特点，符合温病的发生、发展变化规律。

2. 丘和明教授论治急性白血病出血[3-4]

丘和明教授认为，温热邪毒是急性白血病出血的主要原因。温热邪毒入血伤髓是急性白血病的基本病机。温热邪毒在急性白血病全过程中占有重要地位，其致病力强，火热炎上，极易伤及血络而引起出血。温热邪毒还易深伏潜藏体内，暗耗正气真精，致气虚不能固摄血脉，或阴虚不能制阳，虚火上炎，迫血妄行，导致出血。因而邪毒是引起出血最根本的原因。患者正虚不御邪，外感六淫邪气，邪从火化，损伤血络，迫血妄行，也可导致出血。药伤正气，气虚不能摄血，阴虚阳亢，虚火动血，也常致急性白血病出血。

目前化疗仍是急性白血病的首选治疗方法，却有较严重的毒副作用，如骨髓抑制、肝肾心损害、胃肠反应等。骨髓抑制，巨核系增生受抑，血小板生成障碍，数量减少可致出血。化疗药物攻伐过猛，损伤正气，如伤及脾肾之气，则气无力统摄，血不行于脉中而外溢；如伤肝肾之阴，则阴无以制阳，虚阳上亢，虚火迫血妄行而致出血。正气损伤还可导致外邪入侵，化热化火，易成邪热炽盛之势而致出血。情志过极、过食酒醇厚味以及劳倦过度是急性白血病出血的诱发因素。患者如素体情志过极，或因病而忧思恼怒过度，肝气郁结化火，气火上逆，可诱发出血；如病后饮食失调，或饮酒过多，或过食辛辣厚味，滋生湿热，伤及血络，或损伤脾胃，血失统摄，也诱发出血；如劳倦过度，使本已虚弱之精气更虚，或气不摄血，或虚火妄动而引发出血。

丘和明教授认为，急性白血病出血的病理特点有三：

（1）病机复杂多样。急性白血病出血的病因多种多样，病程中各种致病因素常交互作用，成为出血的综合病机，这与温热邪毒的致病特点密切相关。温热毒邪致病力强，其侵犯人体，一开始即可出现里热炽盛的表现而少表证；具有火热酷烈、炎上燔灼之性，极易灼伤血脉；温热毒邪属阳邪，阳盛则阴病，阳热亢盛，势必灼伤阴津、精血，以致阴伤阳无所敛，虚热内生而迫血、动血；温热毒邪既灼伤阴液、血脉，还易耗气伤阳，尤其温热邪毒残留，深伏阴分，缠绵不去，耗伤真阴真阳，故在疾病的后期或晚期常出现阳气虚衰无以摄血而血外溢。

温热邪毒迫血动血的同时也耗伤阴液，而阴液耗伤即成为虚热内生的基础，此时的出血既有实热动血之病机，也有虚热迫血的病理；因热毒既伤阴又耗气，故血热妄动与气虚不摄血也常共存，常有热毒炽盛、阴虚阳动、气虚不摄共同为患之局面。疾病后期，因邪毒内耗阴液，损伤阳气，常出现气虚与阴虚并存之出血病机。由于阴虚或气虚，复感六淫外邪，外邪入里化热，又常于阴虚和（或）气虚基础上并见热盛。因而急性白血病出血的病机并非单一，而是诸多复杂病机的综合表现，此为临证辨治之关键。

（2）出血致虚。出血作为一个严重的临床症状，可继发诸多病理改变，最突出的表现是虚证的产生。出血可导致血液的直接丢失而致血虚，出现面色、唇甲苍白无华，舌淡无华，脉细等症；因血为气母，血以载气，故出血可导致气随血脱而致气虚甚至气脱；血属阴，血液、津液、阴精之间相互联系，相互影响，相互补充，当血液因出血而不足时，津液、阴精可通过自身代偿补充血液之不足，长期出血或严重出血会导致津液、阴精的耗伤，而致津液、阴精虚弱。因此，急性白血病患者由于邪毒的损伤、疗伤以及出血等因素的作用，随着疾病的发展、病程的延续，在疾病的晚期常出现气血阴阳俱虚的局面，此即急性白血病后期与虚劳类似的道理。

（3）出血致瘀。离经之血凝固即为瘀血，如肌衄即是溢于皮下之血所形成之瘀血，可见皮下瘀斑或瘀点；内脏出血，如肺出血、胃肠出血、泌尿系出血而见咯血、吐血、便血或尿血中夹有血凝块皆为瘀血征象。因出血所致的相关病理改变也可成为瘀血的原因，如出血过多，势必导致津液匮乏，而津液不足，无以滋润血液，可致血液黏稠，黏稠之血液即为瘀血；血为气母而气为血帅，因出血而致气随血脱而致气虚或气脱，气虚无力推动血液运行以致脉管内血液淤滞而成瘀血，往往见唇甲紫绀，脉涩无力，尤其当大量出血而阳气欲脱之时，因虚致瘀现象尤为显著。血热动血而出血者，热与血搏结，热瘀交结；出血致阴精耗伤，虚热内生，也可使血液黏稠难行，又可加重热瘀交结之势，此类患者血液流变学均有全血或血浆黏度增高的改变。

对于急性白血病出血，丘和明教授提出治疗思路：

（1）抓主因，定主法，多法联用。白血病出血的原因多种多样，常多种原因混杂致病，病机错综复杂，应抓住主要原因，针对主要病机论治。《先醒斋广笔记·吐血》提出的治血三法"宜行血不宜止血""宜补肝不宜伐肝""宜降气不宜降火"就是针对主要病机而制定的。"血不行经络者气逆上壅也，行血则血循经络，不止自止。止之则血凝，血凝则发热恶食，病日痼也。""肝为将军之官，主藏血，吐血者，肝失其职也。养肝则肝气平而血有所归，伐之则肝虚不能藏血，血愈不止矣。""气有余即是火，气降则火降，火降则气不上升，血随气行，无溢出上窍之患矣。降火必用苦寒之剂，反伤胃气，胃气伤则脾不能统血，血愈不能归经矣。"足见病因治疗的重要性。要抓住热毒动血，或气虚不摄血，或虚火动血的不同病机，分别采取凉血解毒止血、补气摄血、滋阴清热凉血等法治疗。由于导致本病出血的诸因素常常混合为患，病机错综复杂，从而决定了治疗上以多法联合运用的必要性。

多法合用的原则应是确立主要治法，针对次要病机合用他法，数法合用，注意各治法间的相互协调。如热毒炽盛动血合并阴虚或气虚或气阴两虚者，可在清热解毒、凉血止血的同时，合用养阴或益气或益气养阴治法，此时养阴不能碍邪，应清养；益气不能温燥动血，而应平补。以气虚不摄并阴虚血热者，视气虚、阴虚孰轻孰重，益气、养阴两法同用而有所侧重。在病因治疗的同时，还应结合出血部位选方用药。如上部出血，宜加用引血下行之品，如牛膝；上消化道出血，宜加用和降胃气之品如旋覆花、代赭石、降香等；呼吸道出血宜加用肃降肺气之品，如苏子、杏仁、陈皮等。下部出血可适当使用升提、固涩之品，升提如升麻、柴胡、荆芥穗等，固涩药如五味子、赤石脂、乌贼骨等。如鼻衄者用栀子炭、白茅根、侧柏叶、藕节，齿衄用白茅根、藕节、茜草，咯血用藕节、仙鹤草、白茅根等。

（2）善后调理，防止再发。止血后的调治是出血症治疗的重要内容，《血证论·吐血》中提出的治血四法之消瘀、宁血、补虚即是针对善后而设。吐血"惟以止血为第一要法；血止之后，其离经而未吐出者，是为瘀血……故以消瘀为第二法；止吐消瘀之后，又恐血再潮动，则需用药安之，故以宁血为第三法……去血既多，阴无有不虚者矣……故又以补虚为收功之法。"

急性白血病血止后的调治要充分联系其特殊的病理变化而分别实施。消瘀根据出血部位不同而有所变化，如消化道出血后消瘀应以缓下通导为主，肺出血后消瘀应以祛痰为主，尿血后消瘀应以通淋为主，不可大剂活血破血，以防再次动血，皮下紫斑也只能缓缓活血，勿使太过。

"宁血"应当针对出血的病因持续使用针对性药物以巩固疗效，如热毒灼伤血脉而出血者，血止后仍应继续清热解毒；气虚不统血者，应持续进补气之品等。补虚则有补血虚、津伤、精竭等的不同，分别选用不同的治疗方法。宁血与补虚常同时使用，补虚与清毒尤为重要，清除余毒是彻底治愈白血病的根本方法，而补虚有助于祛毒。

（3）参考实验室结果，预防性止血。《金匮钩玄·血属阴难成易亏论》云："血者，神气也。持之则存，失之则亡。"血是人体重要的物质基础，有时出血来势凶险，短期内即有气随血脱，阴阳离绝的危险；重要部位出血顷刻之间即有生命之忧，如脑络出血，瘀血闭阻神机，可致内闭外脱之危症。"上工不治已病治未病"，出血性疾病应注重预防。血止的善后调治是防止急性白血病再次出血的重要措施，同时，现代医学相关实验室检查对中医防治具有重要参考价值。

急性白血病患者骨髓巨核细胞受抑，血小板生成减少；白血病细胞凝血因子的释放导致凝血机制异常以及纤维蛋白溶解系统的激活等是引起出血的重要原因。这些与出血、止血有关的实验室检查在出血发生前已有明显异常，中医可以参考相关检查结果给予预防性止血治疗，临证虽无明显的出血症状，仍可相应使用止血之剂。如血小板减少是临床最常见的出血原因之一，当患者外周血象血小板 $<50 \times 10^9$/L时，一般均常规加用止血药。患者凝血象的检查也是临证预防性使用止血药的重要参考指标，如凝

血酶原时间（PT）、激活的部分凝血活酶时间（APTT）的延长，纤维蛋白原的减少等，均作为预防性使用止血药的重要参考。

丘和明教授指出，急性白血病出血是临证急待医者解决的临床问题，它既是一个严重的临床症状，同时又可导致一系列出血后的病理改变，这都是临床论治中必须认真考虑的问题，只有做到及时、准确地辨证，抓主要矛盾而兼及其他，并充分注意止血以后的调治，方可收到较好的效果。

3. 丘和明教授从温病理论阐发微小残留白血病的病因病机及治疗[5]

微小残留白血病是白血病完全缓解或造血干细胞移植后体内存在残留白血病细胞的状态，是白血病复发的重要原因。

丘和明教授指出，诱导缓解后或造血干细胞移植后的白血病患者之所以复发，与患者体内残存少量白血病细胞有关。因为温热毒邪在白血病治疗过程中未能彻底祛除，余毒伏留于体内，日益积蓄，耗伤正气，正虚不能抑制邪毒之积蓄，致使温热毒邪愈积愈盛，终致热毒外发而再度出现临床表现。晋代王叔和认为，感受寒邪"中而即病者曰伤寒；不即病者，寒毒藏于肌肤，至春变为温病，至夏变为暑病……"（《伤寒序例》）清代邵新甫认为，阴精亏耗，强阳无制是伏寒外发的原因："冬伤于寒，春必病温者，重在冬不藏精也。盖烦劳多欲之人，阴精久耗，入春则里气大泄，木火大燃，强阳无制，燔燎之势，直从里发……始于必壮热烦冤，口干舌燥之候矣。"（《临证指南医案·温热》邵按）。正气虚弱，尤其是肾气亏虚是邪气留伏的重要条件，如柳宝诒说："本因肾气之虚，始得人而据之。"（《温热逢源·伏温化热郁于少阴不达于少阳》）

白血病患者由于正气虚弱，肾气亏虚，不能抗邪外出，使温热毒邪得以在体内伏留，成为日后复发的重要根源。从温病学角度看，急性白血病既可能是新感温病，也可能为伏气温病，无论新感抑或伏气，其发病总离不开"热毒"，热毒也成为治疗的重点。白血病经清热解毒、扶正祛邪等有效治疗，配合放化疗而达到完全缓解，但不久再度复发，根本原因在于患者体内仍然存在普通药物难以祛除之余毒，或余毒潜藏，药物难抵病所，以致余毒日益积蓄，终致复发。

白血病最根本的病位在骨髓，是骨髓造血细胞的恶性克隆，由于不成熟淋巴系或者髓系祖细胞失控，呈克隆性扩张，被阻滞于一定的分化期而发生的，病变过程中白血病细胞向血液释放，可以浸润中枢神经系统形成脑膜白血病，可以浸润睾丸及全身各组织，当诱导治疗使白血病细胞减低到一定水平，即微小残留病水平时，残留的白血病细胞多处于细胞周期的静止期，药物对之失去了治疗作用，尤其是中枢神经系统白血病及睾丸白血病，由于存在血-脑屏障及血-睾丸屏障，化疗药物难以透过这些屏障而杀灭白血病细胞，致使缓解期这些部位白血病细胞得以残留。因而在缓解期骨髓甚至血液或中枢神经系统或睾丸中仍然存在微量白血病细胞。

可以认为，急性白血病缓解期微小残留病之未净余毒，在体内潜伏的部位就是骨髓、血液、脑膜、睾丸等。骨髓为至阴之分，为少阴肾所主；血属阴，精血同源，精为肾所藏；睾丸为厥阴肝经所绕，同为肾所主；脑为髓海，脑脊液乃脑髓之营养液，与肾藏精主水关系密切。骨髓、血液、脑脊液、睾丸皆属于阴，为人体至阴之分，故微小残留白血病余毒留伏之部位可概括为"阴分"。

白血病余毒留伏骨髓、血液、脑脊液、睾丸等至阴之分，恰与清代名医吴鞠通于《温病条辨》中所论之"邪入阴分"极为相似。温病学认为，温邪入侵人体后有由浅而深、由表而里的发展过程，在邪正斗争的过程中，尤其疾病后期，当正气耗伤时，未清之邪可留伏阴分。阴分之余邪不去，当正气进一步虚弱，或邪气在体内酝酿日盛，以致日后发病，使病程缠绵，迁延难愈。

急性白血病由于邪毒伤正及化疗伤正气，患者缓解后处于正气虚弱而余毒留伏之状态，余毒留伏至阴，日益积蓄外发而致白血病复发，清除伏毒即成为微小残留白血病治疗的主要目标。总体而言，患者正虚毒伏，当以扶正祛毒为治疗原则。扶正培本有助于祛邪，研究发现，许多扶正培本的中药可以增加放化疗的敏感性，具有显著的免疫增强和免疫调节作用。另一方面，治疗尚须清除余毒。清热解毒法是急性白血病运用较多的治法，可运用于白血病各个时期，但当正虚毒伏之时用之似难收佳效。邪毒留伏阴分，清热解毒之品难达病所，通常之补益剂难以将邪毒托出，实为难治之证。

丘和明教授认为，就急性白血病而言，清热解毒法对阳分邪毒有效而对阴分余毒却能力有限，必须使阴分之邪毒出于阳分，再行祛邪解毒之剂方可收祛毒之功。俞根初《重订通俗伤寒论·伏暑伤寒》也有阴分伏热之证用清透阴分郁热，使转出阳分而解的治疗方法，与吴鞠通青蒿鳖甲法有相似之处。白血病之残余邪毒留伏于至阴，清解攻伐难达病所，可仿吴鞠通入阴搜邪法将邪毒搜剔出阳分，再清解攻伐以达祛除邪毒之目的。

正气虚弱，余毒留伏阴分是微小残留白血病的基本病理，扶助正气、清除余毒是基本治则。阴分余毒的祛除是治疗白血病微小残留病变的关键，温病学入阴搜邪出阳而祛邪的方法似可作为白血病微小残留病变中医论治的良好借鉴，以期能祛除余毒，延长患者生存期乃至治愈白血病。

4. 丘和明教授论急性白血病缓解后之中医论治[6]

缓解后的治疗直接关系到急性白血病患者无病生存期及无病生存率，中医辨证论治有助于机体的恢复，延长完全缓解的时间，减少白血病的复发。

丘和明教授认为，急性白血病患者缓解期的体质变化主要受邪毒及化疗药物对机体的影响，邪毒及化疗药物毒性使机体气血阴阳及脏腑功能受损，这种损伤可延续至缓解期相当长的时期，在急性白血病初起时表现明显。即使完全缓解后，这种阴伤的病理改变仍然持续存在，尤其因为微小残留病灶的存在，从中医角度可认为是邪毒深入、内伏阴分所致。邪毒伏藏阴分，暗耗阴精，故缓解期同样存在邪毒损伤正气的病理改变。化疗药物对骨髓的抑制作用、对胃肠功能的影响、对心脏的毒副作用、对生殖系统的影响等，用中医学理论进行归纳属于气血阴阳的虚损、脏腑功能紊乱等。如阿霉素、长春新碱的心脏毒副作用可表现为心慌，乃损伤心之气、血、阴、阳所致；柔红霉素导致胃肠功能紊乱而纳呆食少是药物损伤脾胃之气或中阳之气；环磷酰胺所致的出血性膀胱炎可能是药伤肾气，致肾气不固，膀胱气化失司，血失摄纳所致；各种化疗药物所致的脱发则是伤及气血、肝肾精髓而发失所养而成；化疗药物最常见的骨髓抑制可以表现为气虚、血虚或精血亏虚等。这些副作用在化疗间歇期相当的时期内均有所表现。

丘和明教授认为，邪毒及化疗损伤除导致脏腑气血阴阳的虚损外，也会导致脏腑、气血功能的失调。气机紊乱，气血失活，津液失于正常枢转，还会导致痰、瘀等病理产物的形成，如瘰疬、癥瘕。

白血病缓解后，常易复发。这是因为温热毒邪在白血病治疗过程中未能彻底祛除，余毒伏留于体内，当机体抵抗力下降时，正气不足，不能抑制邪毒之积蓄，致使温热毒邪愈积愈盛，终致热毒外发而再度出现临床表现。

丘和明教授认为，急性白血病缓解期微小残留病之未净余毒，在体内潜伏的部位就是骨髓、血液、脑膜、睾丸等，可概括为"阴分"。由于气血阴阳虚损、脏腑功能失调而余毒留伏是急性白血病缓解期的基本病理，故扶助正气、调整脏腑功能和清除余毒是急性白血病缓解期的基本治则。扶助正气、调整脏腑功能有助于祛除余毒，而余毒祛除又有益于正气、脏腑功能的恢复。

5. 丘和明教授经验方清毒饮（片）和养正片联合化疗治疗急性白血病的临床研究[7]

清毒饮（片）和养正片是广州中医药大学第一附属医院血液研究室自拟的两个抗白血病中药复方。前者功能清热解毒，化痰降逆，祛瘀止血；后者功能调补气血，养阴活血，填精益髓。1994年2月—2005年12月，在丘和明教授指导下，我们辨证分期选用清毒饮（片）和养正片配合化疗治疗急性白血病137例，取得较好的疗效。

为探讨清毒饮（片）和养正片对某型白血病的疗效有无特异性，我们观察对比了其对急性白血病各临床亚型的疗效情况。结果表明，各亚型急性白血病人的疗效差别无统计学意义，即尚不能认为该二方对急性白血病某亚型有特异性疗效，但不排除是病例数仍嫌不足之故，有待将来扩大样本以进一步观察。

由于急性白血病以脏腑气血阴阳亏虚为本，热毒、痰瘀为标，本虚标实，虚实错杂，且虚与实之间常变化迅速，故治疗要在谨守病机，重视整体，扶正祛邪，有所侧重，或治病以留人，或留人以治病。也就是说，对于白血病应当选用综合治疗方案；而综合治疗方案的选择，应强调个体化原则，只有按患者具体病情、体质状况、年龄、白血病类型、经济条件等来选择治疗方案，才能取得更好的疗效。患者正邪俱盛或邪盛而正未太虚时，可先以攻邪为主，即治病以留人。如急性早幼粒细胞白血病表现多以热毒炽盛、气营两燔为主，治疗应以清热解毒、凉营止血为主，可用清毒饮（片）配合砷剂或全反式维甲酸；养正片减少用量，扶正为辅，清毒片/养正片的比例以2/1为妥。其余类型成年急性白血病患者应扶正祛邪并重，清毒片/养正片的比例可为1/1。但即使在合并感染及出血以标急为主时，亦万万不可忽视扶正固本。燮理阴阳，调补气血，步步为营，使正胜邪退，方能力挽狂澜，脱离险境。

对于老年白血病患者、身体羸弱者和低增生白血病患者等，由于其诱导化疗效果较差、治疗相关死亡率高，故应坚持留人以治病的原则，是否进行化疗，以及化疗的强度更应遵循个体化原则，即根据其一般情况和重要脏器功能状态而定，原则上其化疗不应太强烈，宜加强支持疗法，加强隔离保护和细致护理工作，以尽可能延长生存期。对于身体况差，或有心肺肾等重要脏器并发症、骨髓增生低下（低增生白血病）、原始细胞百分率较低、全血细胞减少严重等者，不宜化疗，否则可能因强烈化疗致严重并发症而加快其死亡；对此类病员，可予中医中药辨证治疗，选用清毒片和养正片，两者比例以1：1或1：1.5为妥；还可酌情试用微量诱导分化剂如阿糖胞苷或三尖杉酯碱。体质及经济条件较好者，也可二药联用，并注意加强扶正和支持疗法，可望取得较好的生存质量或较长的生存期，甚至获得较长时间的完全缓解。

6. 丘和明教授经验方清毒饮和养正片对急性白血病模

型小鼠影响的实验研究[8-11]

在临床研究取明显疗效的基础上，在丘和明教授的指导下，李振波、杨洪涌博士等先后以白血病模型小鼠为研究手段，对清毒饮和养正片的抗白血病作用进行了实验研究。

（1）李振波博士先以清毒饮和养正片灌胃小鼠1周，显示两方均能显著提高骨髓抑制的动物模型小鼠外周血白细胞总数和骨髓有核细胞数，养正片优于清毒饮。证明两方均能治疗骨髓抑制，养正片优于清毒饮。

实验证实，清毒饮能延长白血病小鼠生存期，生命延长可达到31.61%，提示清毒饮可作为一种有效的生物反应调节剂应用于临床。

（2）在丘和明教授的指导下，杨洪涌等采用白血病小鼠模型，观察清毒饮、养正片和化疗对其白血病细胞凋亡的影响。结果表明，清毒饮、养正片、化疗各组都可见较多白血病细胞凋亡。其中清毒饮组优于养正片组，合用化疗则更明显，凋亡指数均大于模型对照组（$P<0.01$），证明清毒饮、养正片能诱导白血病细胞凋亡，且以清毒饮较明显，并可提高化疗的促凋亡作用。

杨洪涌等又采用白血病小鼠模型，观察清毒饮、养正片和足叶乙甙化疗对的白血病细胞凋亡的影响。结果表明，清毒饮组、养正片组、化疗组都可见较多凋亡阳性白血病细胞，清毒饮组优于养正片组，与化疗合用则更明显，凋亡指数均大于模型组（$P<0.01$）。

结果提示，清毒饮、养正片能诱导小鼠白血病细胞凋亡，并可促进化疗的诱导凋亡作用，以清毒饮尤为明显，提示在急性白血病早期，采用祛邪攻毒中药可诱导其细胞凋亡并与化疗有协同作用，而此期采用扶正补虚中药则作用较差。

7. 丘和明教授经验方清毒饮和养正片对白血病瘤株K562增殖动力学的影响[12-13]

（1）梁毅博士后在丘和明教授指导下，制备含清毒饮、养正片药物血清，建立相应的培养体系，加入含药小鼠血清，培养K562细胞株；分别于培养12、24、36、48、72h收集细胞，固定、染色、上流式细胞仪进行细胞周期、细胞凋亡的检测。研究结果表明，在单纯小牛血清和加正常小鼠血清的培养体系中，K562细胞存在着自然凋亡的现象，两组间不存在统计学差异。养正片治疗组培养36h有一定的诱导K562细胞凋亡的作用，但不存在明显的时效关系；清毒饮组、清毒饮加养正片组、阿糖胞苷组都有显著的诱导K562细胞凋亡的作用，并表现出非常明显的时效关系，说明其效果确实来源于药物，而非其他干扰因素。

通过各组间的比较，清毒饮组和清毒饮加养正片组的作用非常接近；阿糖胞苷组在各时间段均有特别显著的诱导K562细胞凋亡的作用，表现出十分明显的时效关系。清毒饮、清加养合剂对K562细胞周期的影响，均表现出明显的时间依赖性。

根据上述结果可以认为，清毒饮、清毒饮加养正片合剂具有抑制K562细胞合成的作用。

（2）在丘和明教授的指导下，后盾博士也借助血清药理学方法，对白血病瘤株K562细胞进行体外培养，在不同的时间段观察细胞存活率，间接观察研究清毒饮诱导凋亡作用，以及量效与时效，进一步探讨清毒饮抗肿瘤疗效机理。

实验说明，清毒饮的细胞毒作用剂量高、作用时间长效价更高。

参 考 文 献

[1]李振波，丘和明. 白血病从伏气温病论治[J]. 中医杂志，1998，39（7）：393-395.

[2]黄礼明，丘和明. 卫气营血、三焦理论在急性白血病辨治中的应用[J]. 中医杂志，2004，45（5）：395-396.

[3]胡莉文，黄礼明，蓝海. 丘和明诊治恶性血液病学术思想初探[J]. 辽宁中医杂志，2010，37（8）：1445-1448.

[4]胡莉文，黄礼明，丘和明. 中医论治急性白血病出血探讨[J]. 中华中医药杂志，2005，20（8）：484-486.

[5]黄礼明，胡莉文，丘和明. 微小残留白血病的病因病机及治疗探讨[J]. 中医杂志，2005，46（6）：465-466.

[6]黄礼明. 试论急性白血病缓解后之中医论治[J]. 江苏中医药，2003，24（5）：6-8.

[7]杨洪涌，陈志雄，丘和明，等. 清毒饮（片）和养正片联合化疗治疗急性白血病的临床研究[J]. 新中医，2009，21（3）：28-30.

[8]李振波，丘和明. 清毒饮和养正片对环磷酰胺所致造血抑制小鼠粒系造血功能的影响[J]. 中国中医药科技，1999，6（4）：261.

[9]李振波，丘和明. 不同浓度清毒饮和养正片对L7212白血病小鼠脾脏B细胞功能的影响[J]. 新中医，1999，31（8）：31-32.

[10]杨洪涌，丘和明，陈志雄，等. 清毒饮和养正片诱导L7212小鼠白血病细胞凋亡及其对Bcl-2、P53基因表达的影响[J]. 新中医，2002，34（6）：133-136.

[11]杨洪涌，潘习龙，丘和明，等. 清毒饮和养正片对L7212白血病小鼠Fas基因及其可溶性受体的影响[J]. 广州中医药大学学报，2002，19（2）：133-136.

[12]梁毅，陈志雄，丘和明. 清毒饮、养正片影响白血病K562细胞增殖周期、细胞凋亡的实验研究[J]. 中国中医基础医学杂志，2004，10（1）：44-47.

[13]后盾，赵珍品，丘和明. 清毒饮对白血病瘤株K562增殖动力学的影响[J]. 中国中医药科技，2003，10（6）：335-336.

（杨洪涌）

第六章 丘和明教授诊治骨髓增殖性疾病学术思想与传承

　　骨髓增殖性疾病是一组慢性克隆性髓系疾病，包括真性红细胞增多症、原发性血小板增多症、原发性骨髓纤维化、慢性粒细胞白血病、慢性中性粒细胞白血病、慢性嗜酸性粒细胞白血病/高嗜酸性粒细胞综合征。真性红细胞增多症、原发性血小板增多症与原发性骨髓纤维化这三种疾病之间关系密切，具有相似的临床和病理学特征，本章节所论述的骨髓增殖性疾病只包括上述三种疾病。临床表现为一种或多种血细胞质量和数量的异常、脾大、出血倾向或血栓形成以及髓外造血，一小部分患者可以向白血病转化。

　　真性红细胞增多症发病为（0.4～1.6）/10万，原发性血小板增多症发病约0.1/10万，原发性骨髓纤维化发病率为（0.4～1.5）/10万，此三种疾病均好发于中老年人，发病高峰年龄为50～70岁，男性和女性发病率相当。

　　在中医学中，骨髓增殖性疾病属于"血实""虚劳""癥积""瘀证""痹病"等范畴。

一、病因病机

1. 先天禀赋不足

素体阴虚，易感热邪，蕴积之极而成阳毒。阳热之毒入里郁于血分，《临证指南医案·卷五·暑》说："六气伤人，因人而化，阴虚者火旺，邪归营分为多。"《瘟疫论补注·营血》有言："邪热久羁，无由以泄，血为热搏，留于经络，败为紫血。"血受烧炼必凝滞，邪热煎津液生痰，痰、瘀、热交结难解而成癥积；温热毒邪势必灼伤阴津，导致真阴耗竭。又热毒内着于胎，蕴郁不散而成胎毒，伏藏留于骨髓，正气内虚时由里达外而发病。

2. 后天失养

忧思日久，或饮食不节，损伤脾胃，脾失健运，水谷精微不能转输，则湿浊凝集成痰，痰阻气机，至气滞血瘀。《丹溪心法·积聚痞块》曰："痞块在中为痰饮，在右为食，积在左为血块，气不能作块成聚，块乃有形之物也，痰与食积、死血而成也。"《脾胃论·饮食劳倦所伤始为热中证》曰："脾胃气衰，元气不足，而心火独盛。""夫脾胃虚弱，……阴阳气血俱不足，故或热厥而阴虚……"脾胃气虚，痰瘀结聚，生化不足，则肾失滋养，肾阴亏虚，以致伏火内生而发病。

3. 情志过极

情志不畅，肝气失调，致肝气郁滞。肝气不疏，气机阻滞，血行不畅，导致气滞血瘀。《丹溪心法·火》云

"凡气有余便是火"，肝郁日久，气郁化火，由气及血，瘀热互结日积月累凝结成块而致癥积。肝火亢盛，灼肝伤阴，继而出现肝阴不足、肝肾阴虚而发病。

4. 外感六淫

清代刘恒瑞《伏邪新书》曰："感六淫而不即发病，过后方发者，总谓之曰伏邪。已发者而治不得法，病情隐伏，亦谓之曰伏邪。有初感治不得法，正气内伤，邪气内陷，暂时假愈，后仍复作者，亦谓之曰伏邪。有已发治愈而未能除尽病根，遗邪内伏，后又复发，亦谓之曰伏邪。"又《诸病源候论·积聚候》认为："诸脏受邪，初未能为积聚，留滞不去，乃成积聚。"《医宗必读·积聚》亦云："积之成也，正气不足而后邪气踞之。"丘和明教授认同"六气皆从火化"理论，认为六淫伏邪久滞于脏腑形成癥积，久郁而化热生火煎熬真阴继而发病。

综上所述，骨髓增殖性疾病的病因多样，病机复杂。丘和明教授认为邪毒是其基本致病因素，正气虚弱则是其发病的内在因素。病机主要表现为虚、火、毒、瘀。本病起病之初的虚包括气虚和阴虚。本病之邪毒既包括外感六淫、胎毒、药毒，也包括内生之邪毒，如脏腑功能失调变生的湿浊痰瘀。《素问·五常政大论》曰："夫毒者，皆五行标盛暴烈之气所为也。"《金匮要略毒·心典》载："毒，邪气蕴结不解之谓。"《伤害直格·主疗》云："凡世俗所谓阴毒诸证，以《素问》造化验之，皆阳热亢极之证。"由此可见，邪气亢盛剧烈或蕴结日久可化为毒。毒邪致病性导致本病表现为病情顽固，缠绵难愈。邪毒化火生热形成热毒，则使病情呈现暴戾性，进行性加重。

此三种疾病初期、中期表现出血细胞增生期的血实证，后期则表现出血细胞减少的阴血枯竭。邪热之毒入营血，血分郁热，出现营热过盛的血实证。又或脾胃气衰、肝火上炎，又或肾水不足以上济心，均可致心火过亢。心主血脉，《素问玄机原病式》云："心火热极，则血有余。"同时肾阴亏虚，阴虚不敛阳，虚阳失约，浮阳上亢，推动化血生髓的功能，也表现为血有余。疾病后期火热毒邪壅盛，耗伤阴液，阴损及阳，血液化生不足，终末期表现为阴阳两虚髓劳之证，阴血枯竭。胁下癥积形成归因于毒、热、瘀、痰的交织互结，主要归责于血瘀，《医林改错》言："无论何处皆有气血，气无形不能结块，结块者必有有形之血也……血受热则煎熬成块。"本病病位在骨髓，涉及肝、脾、肾，与精、气、血损伤有关。

二、临床表现

1. 症状

真性红细胞增多症：一般起病隐匿，偶因血栓形成或出血症状就诊。头痛最常见，可伴有眩晕、耳鸣、健忘。以后可有肢端麻木、刺痛，多汗，视力障碍等。40%患者出现皮肤瘙痒，常在沐浴后加重。少数患者血中尿酸水平增高，出现痛风或者泌尿系统尿酸结石。

原发性血小板增多症：起病时常无症状，因血常规或脾大就诊，少部分患者以出血或血栓形成为首发表现。可伴有血管性头痛、头昏、视物模糊、肢端麻木感。

原发性骨髓纤维化：起病隐匿，进展缓慢。早期多无症状，偶尔发现脾大或血小板增多就诊。中期主要表现为贫血和脾大压迫所引起的各种症状，可有低热、多汗、心悸等。晚期出现严重贫血、感染和出血表现。

2. 体征

真性红细胞增多症常见面部、口唇、手掌、四肢末端等部位呈紫红色，眼结膜显著充血，亦较常见高血压。此三种疾病约半数患者肝轻度至中度肿大。大多数真性红细胞增多症和原发性血小板增多症患者有轻至中度脾肿大，但巨脾少见。巨脾则是原发性骨髓纤维化的特征，质地硬，表面光滑。

3. 常见并发症

血栓形成是真性红细胞增多症和原发性血小板增多症最常见和最重要的并发症，最常见为脑血管意外，其他依次为心肌梗死、深静脉血栓和肺栓塞。

出血仅见于少数真性红细胞增多症和原发性血小板增多症患者，主要有鼻黏膜出血、口腔黏膜出血、月经过多等，也会发生中枢神经系统出血。

重要器官血栓形成或出血是真性红细胞增多症和原发性血小板增多症致死的主要原因。

4. 实验室和其他辅助检查

包括血常规，网织红细胞计数，血浆EPO检测，骨髓细胞形态学与骨髓活检组织学检查，染色体核型分析，BCR/ABL基因、JAK2基因V617F点突变和外显子12突变检测。如有必要进行MPLW515L和CALR突变检测。

三、辨证论治

丘和明教授认为本类疾病治疗应以整体的辨证论治为总指导原则，注意阴阳、气血、津液、脏腑、经络之间的相互关系，首重阴阳平衡，以正虚为本，邪实为标，以扶正祛邪为第一治疗大法，在诊疗过程中还要依据疾病的不同症状正确处理好扶正祛邪，肾、心、肝与脾以及夹痰夹瘀夹热、痰瘀热胶结的关系，应以虚、火、瘀、毒为主线进行论治。

1. **热毒血瘀型**

邪热之毒入营血，表现为血分郁热，以标实为主，火毒炽盛，内燔营血，脏腑蕴热，瘀热交结，治以清热解毒、凉血活血散积，常选《备急千金要方》犀角地黄汤合血府逐瘀汤、桃红四物汤加减：犀角（水牛角代）15～30g，生地黄15～20g，赤芍15g，牡丹皮15g，川芎6g，桃仁6g，红花6g，归尾6g。方中水牛角清热凉血解毒为君药；生地黄苦寒解血分之热，滋阴养血生津，为臣药；牡丹皮、赤芍、川芎、归尾凉血活血散瘀，为佐使。诸药合用，两清气血而热清血宁，活血逐其瘀，可达滋阴火熄瘀去之效。热毒盛者酌加白花蛇舌草、大青叶、半枝莲、重楼等清热解毒药。

2. **气虚血瘀热毒型**

可选《医学衷中参西录》理冲汤加减：生黄芪30g，党参20~30g，白术15克，生山药15~30克，天花粉15g，知母15g，三棱15g，莪术15g，生鸡内金10g。方中生黄芪、党参、白术、生山药健脾益气为君药；天花粉、知母滋阴降火，以清食气壮火，为臣药；三棱、莪术、生鸡内金化瘀破癥积，调气开胃，为佐使；诸药合用，具奏消补兼施、扶正祛瘀之功。兼夹肝火者酌加石决明、黄芩、山栀子等清热泻肝火。兼夹痰湿者酌加苍术、厚朴、薏苡仁、白豆蔻、陈皮、法半夏、猫爪草、浙贝母等清热祛湿、化痰散积。

3. 水亏血瘀热毒型

多选《小儿药证直诀》六味地黄丸合血府逐瘀汤加减：熟地黄15~20g，茯苓15g，泽泻10g，山药20~30g，山茱萸15g，牡丹皮10~15g，赤芍15g，桃仁10g，红花10g，川芎10g，归尾10g，牛膝15g，柴胡10g，枳壳10g。方中熟地黄滋阴补肾、填精益髓，为君药；臣以山茱萸补肝肾，山药健脾，桃仁、红花、川芎、赤芍、牛膝活血行瘀通络；佐以茯苓、泽泻、牡丹皮利湿与降火，并柴胡、牛膝、枳壳有升有降，调和气机，使气行血自行。若辨证偏于阴虚火旺则可选用知柏地黄丸。若阳气浮越则酌加龙骨、牡蛎重镇潜阳，或酌加黄柏、砂仁、甘草引火归原。

随着病程发展至终末期，出现肾阴阳两虚之表现，治疗宜阴阳双补、填精益髓，以促气血生化。偏于阴虚者常选《景岳全书》左归丸加减：熟地黄20~30g，山药20~30g，山茱萸15g，鹿角胶15g，龟板胶15g，枸杞子15g，菟丝子15g。方中重用熟地黄滋补真阴，为君药；

山茱萸、枸杞子、菟丝子补养肝肾，山药健脾益肾，鹿角胶、龟板胶为血肉有情之品峻补精血。偏于阳虚者则多选《景岳全书》右归丸加减：熟地黄15～20g，山药20～30g，山茱萸15g，枸杞子15g，菟丝子15g，鹿角胶15g，杜仲20g，当归10g，制附子10～15g。方中制附子、鹿角胶温肾壮阳，益精血，共为君药；臣以熟地黄、山药、山茱萸滋阴养肝补脾，佐以枸杞子、菟丝子、杜仲补肝肾，当归养血补肝。脾大显著坚硬者可加用大黄䗪虫丸，清瘀热滋阴血，攻积血，祛瘀生新。

骨髓增殖性疾病多为本虚标实之证，治疗时应根据病情辨明标本虚实，急则治其标，缓则治其本，或标本同治。本病的基本原因以气虚、阴虚为主，其最明显的标证为血实和癥积。治疗上根据病情审因论治，急则治其标，缓则治其本，或标本同治。五脏六腑通过经络与舌脉有密切关系，辨虚实首先应注意舌象和脉象，通过舌脉辨证洞察精微。肾阴不足偏阴虚火旺者，多见舌嫩红苔少干，脉细数；气虚血瘀热毒者唇舌淡，舌尖红、边有瘀点，苔薄白（亦可见淡黄苔）脉弦细数，热毒血瘀者可见舌质绛红，脉弦数。此外，丘和明教授重视脉证相应的情况，认为本类疾病大部分以正气虚损为始动因素，脉细弱为顺，脉证相符。若实大之脉，则为逆，或为实邪内生，或是阴虚阳亢。若脉数则为有热。总之，在骨髓增殖性疾病的治疗中，以整体观辨证论治，四诊合参分析归纳出其八纲属性，分清阴阳寒热虚实，谨察病机与谨守病机，从而确定恰当的理法方药。

四、临证经验

在长期的临床实践过程中，丘和明教授形成了自己对骨髓增殖性疾病的中医诊治思路，治疗上紧紧抓住其病机"虚、火、瘀、毒"的特点，提出应着重处理好"扶正与祛邪""阴阳平衡""补肾与健脾""活血与破血"四个关系。

（一）扶正祛邪为第一治疗大法

丘和明教授临证诊治骨髓增殖性疾病时非常强调扶助正气的重要性，因为正气虚损贯穿于整个病程始终，"正气存内，邪不可干""邪之所凑，其气必虚"，所以扶助正气是骨髓增殖性疾病的主要治则之一。扶正首先必须辨明脏腑气血阴阳之盛衰，分而论治，方能使正气得复。《金匮要略·脏腑经络先后病脉证第一》提出"四季脾旺不受邪"，《素问·阴阳应象大论》云："阴阳失调，实乃百病之本。"因此扶正需格外注重补益先后天之本，补脾益肾是扶正治本的大法。

正气虚弱是邪毒侵袭的内在原因，而内侵之邪毒则进一步损伤正气。骨髓增殖性疾病缠绵难愈、不断进展的根本原因在于邪毒，丘和明教授强调祛邪毒也是重要治则之一。祛邪的目的在于扶正，最终实现邪去正安。骨髓增殖性疾病之邪毒属阳邪，深伏骨髓，难以根除，需要综合使用清、透和托法，方可收去邪毒之效。

补虚易恋邪，祛邪易伤正。《医宗必读·积聚》谓：

"初者病邪初起，正气尚强，邪气尚浅，则任受攻；中者受病渐久，邪气较深，任受且攻且补；未者病魔经久，邪气侵凌，正气消残，则任受补。"临证治疗时应把清热凉血解毒、化痰散结、活血逐瘀攻积、健脾益气、滋阴补肾等治法结合起来，辨证施治，攻补兼施。

（二）顾护阴液和调整阴阳平衡贯穿治疗始终

《素问·阴阳应象大论》云："善诊者，察色按脉，先别阴阳。"提出诊病时要首别阴阳。丘和明教授重视刘河间的"六气皆从火化"和"五志过极皆为热甚"的学术思想，并用之指导诊治骨髓增殖性疾病临床实践。指出骨髓增殖性疾病等血液病的发病特点与火热邪毒致病特征和病证特性具有极大的相似性。阳热邪毒侵入，极易劫夺人阴精，临证常见阴液亏虚表现，阴液耗伤是其疾病过程中重要病理之一。叶天士曰："存得一分阴液，便得一分生机。"《温热逢源》云："治伏气温病，当频频顾其阴液。"不仅在邪热灼伤阴津导致真阴耗损时应滋阴降火，而且在邪热炽盛真阴未病时就要注意顾护阴液。

《素问·至真要大论》载："谨察阴阳所在而调之，以平为期。"丘和明教授推崇张介宾"阴常不足、阳非有余"的观点，倡以"阴常不足、阳非有余"理论指导血液病的临床实践。调整阴阳平衡贯穿于骨髓增殖性疾病治疗的始终。阴阳互为其根，《类经附翼·求正录》指出："善补阴者，必于阳中求阴，则阴得阳升而泉源不竭。"在疾病治疗的初中期补阴治疗时也要注意阳中求阴。在疾病终末期邪毒伤阴严重则可致阳气的化生不足而成阳虚，终成阴阳两虚之证，此时宜阴阳双补。

（三）补肾健脾，平衡先、后天之本

《景岳全书·积聚》谓："凡脾肾不足及虚弱失调之人，多有积聚之病。"骨髓增殖性疾病的扶正固本当责之脾肾。脾胃后天之本，气血生化之源。肾为先天之本，真阴真阳所寄之处。先天与后天相互滋养，肾虚则命门火衰，脾土失于温煦而脾虚愈甚；肾精长时间得不到水谷精微的濡养，脾虚日久必累及肾。

《素问·金匮真言论》曰："夫精者，身之本也，故藏于精者，春不病温。"《温热逢源》曰："伏温之邪，冬时之寒邪也，其伤人也，本因肾气之虚，始得人而据之。"突出了肾精对骨髓增殖性疾病发病的重要作用。健脾益气与滋阴补肾应有所偏重，补肾阴为补脾之先。

此外脾不制水固宜燥，脾不升津则宜滋，丘和明教授治脾常选用四君子汤、平胃散、二陈汤等方剂治疗，取得良好效果。

（四）精选化瘀方药，提高化瘀临床疗效

骨髓增殖性疾病的毒、热、瘀、痰的交织互结形成癥积，其中最主要病机归责于血瘀。《素闻·阴阳应象大论》指出："审其阴阳，以别柔刚，阳病治阴，阴病治阳，定其气血，各守其乡，血实宜决之，气虚宜掣引之。"丘和明教授指出对于骨髓增殖性疾病瘀血证应审因论治和审证论治相结合，精选化瘀方药，才能有的放矢。

对于热毒互结、瘀毒交杂之证，血分热盛，不仅会瘀热内阻，还会耗血动血。在治法上应清热解毒、凉血逐

瘀，注意不选用过于辛热药物以免助阳耗伤阴血，较少使用药性峻猛、走而不守的破血药品如水蛭、三棱、莪术、血竭等，破血药物过用能使血行不止，久用则耗气伤阴血。对于血瘀日渐加重形成恶血者，胁下癥积逐渐增大，瘀血坚甚，此时非破血不能攻其瘀，非一般活血化瘀之品所能胜任，治法上多选用破血行瘀法，常选择三棱、莪术之品剔除恶血，取其破癥瘕之良能、耗散气血不及，攻而不峻，同时既善破血又善调气。病程日久，诸虚之极，营阴极虚，瘀血不去新血不生，阴血干涸，瘀血干结坚硬。对于这种干血劳，非搜剔通络的虫类药不能奏效。治疗上宜攻补兼施，选用大黄䗪虫丸破血逐瘀，补亏损之阴血。

五、验案举例

马某，男，63岁。1999年2月12日第一诊。缘患者于1993年体检时发现PLT 978×10⁹/L，1998年底查分析PLT 978×10⁹/L，至今仍维持在较高水平，一直未予重视。就诊时见患者常自觉颈项不适，无出血症状，自觉身热，口干，咽干。舌稍红，苔白，脉弦数。血象：WBC 8.5×10⁹/L，Hb 147g/L，PLT 838×10⁹/L。骨髓象：骨髓增生活跃，巨核系明显增生，成熟血小板体积较小，数量明显增多。丘和明教授诊其为虚劳，证属肾阴亏虚，瘀热内蕴。患者为老年男性，平素调摄不当，致肾阴亏虚。阴虚则虚火上炎，津液消耗，口干，咽干；舌质红，脉弦数为阴虚内热之证。阴虚阳亢，骨髓增殖功能偏盛致血小板持续性增多。由于阴液亏损，以致血行不畅而瘀滞，郁久化热，故见颈项不适，自觉身热。此时宜以滋阴清热，活血化瘀治疗。以六味地黄丸滋阴补肾，女贞子、天冬加强滋阴之力，赤芍、桃仁、莪术活血破血，地骨皮清虚热。辨病加入白花蛇舌草清热解毒治疗。拟方：淮山药15g，赤芍15g，生地黄15g，牡丹皮15g，女贞子12g，桃仁12g，地骨皮15g，白花蛇舌草30g，天冬12g，泽泻15g，莪术12g，甘草6g。水煎服，日1剂，连服7天。

1999年2月23日二诊：服药后身热已改善，有轻微腹胀，口干，大便烂。舌淡红，舌苔黄，脉弦细。血象：WBC 6.5×10^9/L，Hb 143g/L，PLT 756×10^9/L。经上方调理后，患者身热症状减轻，现有轻微腹胀，大便偏烂，是为邪有出路，为药后的正常现象。血小板有所降低，继续滋阴清热、活血化瘀治疗，巩固疗效。守上方，水煎服，日1剂，连服14天。

1999年3月2日三诊：服药后身热、口干、咽干消失，服药后仍有腹胀，大便烂，小便调。舌质淡红，舌苔黄，脉弦。血象：WBC 7.4×10^9/L，Hb 134g/L，PLT 265×10^9/L。经上方调理后，患者身热、口干、咽干消失，目前患者内热势减。仍有轻微腹胀，大便偏烂，适当加用二陈汤和厚朴，以燥湿化痰、理气和中。拟方：生地黄15g，淮山药15g，赤芍15g，牡丹皮15g，酸枣仁20g，法半夏12g，陈皮9g，麦冬12g，川厚朴12g，桃仁12g，茯苓15g，甘草6g。水煎服，日1剂，连服14天。

按：原发性血小板增多症是骨髓增殖性疾病，临床上以血小板持续性增多为特点。肾主骨，骨生髓，髓生血。肾阴不足，阴虚阳亢，表现为机能亢奋，骨髓增殖功能偏盛致血小板持续性增多。患者为老年男性，平素调摄不当，致肾阴亏虚而起病。阴液亏损，以致血行不畅而瘀滞，郁久化热，致瘀热之标证。肾阴不足是其本，瘀热是其标，治法当以滋阴补肾治其本，清热化瘀治其标，标本兼顾，取得较好的近期疗效。

六、学术传承

1. 丘和明教授以虚、火、瘀论治骨髓增殖性疾病[1]

丘和明教授经过几十年血液病临证发现，骨髓增殖性疾病病机关键是虚、火、瘀，以气血不足、阴液亏损为本，火热、瘀血为标，成为本虚标实、虚实夹杂之证。

虚（包括气虚和阴虚）——由恣情纵欲，损伤肾精，或大出血之后，阴血亏损，或饮食劳倦，损伤脾气，气虚则无力统摄血液。

火（包括虚火和实火）——实火由食积、痰浊、湿毒及寒化热而成，致使热毒蕴生，灼伤津液则为瘀；虚火由气阴两虚不能镇阳摄阴引起，虚火灼津则瘀亦生。血瘀状态下，气难周流，则某处气虚不摄血而出血，某处气滞化火灼络则每致出血，血出则为瘀。治法多为活血化瘀结合清肝降火、清营凉血等。

如何恰当地处理瘀血和出血的关系是治疗该病的关键，这就需要虚、火、瘀同调，时夹理气为法。用药方面：原发性血小板增多症患者，丘和明教授常常以生地黄、鸡血藤补血阴之虚涵水制火，以板蓝根、白花蛇舌草、黄芩清血分之热治实火，以莪术、牡丹皮、桃仁、红花、赤芍、凉血化瘀消结，使血瘀与实火消散，则气虚之处血流则得气养，气滞之处则血通气得散，血瘀血虚得调。另外，柴胡、厚朴、川楝子等顺气之品，蒲公英、茵陈等渗湿之品，常佐之以取效。

真性红细胞增多症患者则治以补虚化瘀、扶正祛邪，药用生地黄、熟地黄、山药、玉竹补肾阴以制火之亢，阴足则血有稀释之意。活血化瘀、清热解毒，药用黄芩、火炭母、牡丹皮、毛冬青之属，理气通络、活血化瘀，药用桃仁、厚朴、杏仁、薏苡仁、白豆蔻、通草之属，有开启三焦的作用。利湿清热、活血化瘀，药用益母草、白鲜皮、茵陈、赤芍、泽泻之属。

2. 活血化瘀法在骨髓增殖性疾病中的理论依据 [2]

赵珍品继承丘和明教授学术思想，认为血瘀是骨髓增殖性疾病的基本病机。根据临床表现，骨髓增殖性疾病可归属于中医学"血证""紫癜""积""虚劳"等范畴，并认为，这组疾病的发生和发展均与瘀血有关。如《血证论》云："离经之血为瘀血……失血何根，瘀血即其根也。"并明确指出："凡血证，总以祛瘀为要。"《诸病源候论》云："瘀久不消则变成积聚瘕也。"《证治准绳》云："瘀血成块，坚而不移，名曰血。"《金匮要略》云："五劳虚极，羸瘦腹满……内有干血。"《不居集》亦谓："劳伤之症，未有无瘀血也。"临床上骨髓增殖性疾病患者常伴有出血与血栓形成，而出血与血栓形成又是导致骨髓增殖性疾病患者死亡的主要原因之一。

真性红细胞增多症患者由于血细胞容量增多，红细胞过度增生以致血液黏稠度增高，导致全身各脏器血流缓慢和瘀血，这是血栓形成的主要因素。原发性血小板增多症是一种克隆性骨髓增殖综合征，以血小板持续性增高、巨核细胞异常增殖、易发生血栓和出血并发症为特征。骨髓纤维化是一种结缔组织无明显原因进行性取代正常的骨髓造血组织的疾病。骨髓纤维化的临床特点为骨髓纤维化、髓外化生、脾肿大，因巨核细胞成熟异常，外周血小板减少，功能缺陷，出现明显的出血倾向。出血与血栓的发生率尽管在3种疾病中有所不同，但是反映出骨髓增殖性疾病普遍存在瘀血证，由此也支持血瘀证是该病的基本病机之一。

3. 丘和明教授活血化瘀法治疗骨髓增殖性疾病的机理探讨[3]

李振波认为真性红细胞增多症的病位主要在肝，而瘀血是主要病因病机。治疗应在活血化瘀的基础上辨证用药。他总结了血瘀为主要病机的基础上，可兼以下诸证：

（1）肝郁血瘀。内伤七情，肝失疏泄条达，肝郁则气带，气滞则血瘀。气滞是形成血瘀的最常见原因之一。真性红细胞增多症以红细胞数绝对增加为特点，中医认为有余为实。《素问·调经论》云："血有余则怒。"怒则更伤肝，造成气滞血瘀病理过程的恶性循环。

（2）肝郁化火。肝失疏泄除导致气滞血瘀外，尚能化热化火，灼伤脉络，迫血上逆而发吐血、衄血、颅内出血等。血受火热煎熬，还可凝聚成瘀。火热也是导致血瘀的因素之一。

（3）出血致瘀。血溢于脉外，停留不去，加重血瘀证候，这一病机在《血证论》已有阐述："离经之血……不能加于好血而反阻断血之化机。"指出内出血后血停滞不行成为瘀血，从而阻断气血运行，影响血之生化活力。

治疗上以活血化瘀为大法，再根据临床兼证的不同辨证施治。

（1）气滞血瘀证者，治宜理气活血，选柴胡疏肝散合血府逐瘀汤加减。方用柴胡、枳实、赤白芍、郁金、香附、生地黄、桃仁、红花、当归、川芎、赤芍、川牛膝。加减：腹部包块加三棱、莪术，胁痛加延胡索，肢体麻木加鸡血藤、忍冬藤。

（2）肝火血瘀者，治宜清肝泻火、活血化瘀，选龙胆泻肝汤加活血化瘀之品。方用柴胡、龙胆草、黄芩、泽泻、木通、赤芍、生地黄、牡丹皮、栀子、当归、桃仁、红花、小蓟、青黛。加减：热盛加黄连，头晕、耳鸣明显加葛根、川芎、牛膝。口渴明显加元参、麦冬，胁下包块加三棱、莪术、水蛭，有出血倾向加白茅根。

（3）血热血瘀者，治宜清热凉血止血，方用黄连四物汤合犀角地黄汤加减。方用黄芩、黄连、生地黄、牡丹皮、赤芍、犀角（水牛角代）、川芎。加减：出血多加白茅根、小蓟、仙鹤草，热盛加蒲公英、龙胆草，头晕加菊花、杭白芍。

（4）凡年老体弱或疾病后期病人以气虚血瘀为表现者，治宜益气活血化瘀，可选用补阳还五汤加减。方用黄芪、赤芍、川芎、当归、地龙、桃仁、红花、生地黄、党参、白术。加减：肢体麻木甚者加桑枝、全蝎、蜈蚣，汗多者可加浮小麦。

4. 丘和明教授活血祛瘀法对真性红细胞增多症细胞凋亡及相关基因表达的影响[4-5]

杨洪涌选取真性红细胞增多症初治或未缓解的住院及门诊患者10例，以活血祛瘀药治疗12周，结果显示，活血祛瘀法治疗真性红细胞增多症的起效时间可能在治疗后第8周达到高峰，并推测其机理之一可能是通过调节相关基因的表达，从而诱导真性红细胞增多症骨髓单个核细胞凋亡。

5. 丘和明教授活血养阴法为主治疗真性红细胞增多症[6]

丘和明教授主张根据患者证型的不同，在活血化瘀基础上辨证使用清热解毒、养血、扶正祛邪等法治疗真性红细胞增多症，均有一定效果。以活血养阴法治疗10例真性红细胞增多症患者，临床缓解7例，好转3例。具体处方：桃仁、当归各12g，红花6g，川芎9g，生地黄25g，沙参、女贞子、墨旱莲各15g，赤芍、龟板（先煎）、鳖甲（先煎）、桑葚各30g。加减法：肢体麻木乏力，甚至偏瘫者加全蝎、蜈蚣、地龙；心前区疼痛者加瓜蒌、薤白、丹参；胃脘痛、便血者加延胡索、白花蛇舌草、地榆、三七；眩晕、耳鸣、目赤者加栀子、黄芩。

赵珍品等在丘和明教授思想指导下，临床观察发现，单纯使用活血化瘀药物，甚至破血逐瘀中药治疗而不顾患者体质，病情容易反复。且真性红细胞增多症患者常存在血栓及出血倾向，过多使用破血逐瘀之药可加重出血。而瘀血内阻，血不循经，可引起出血、失血，日久可致阴血亏虚，虚火内生，或是瘀久化热，瘀热内结，进而伤阴动血。临床所见患者也往往伴有口干、口渴、目涩、肌肤瘙痒等阴虚之表现。有鉴于此病机之存在，在活血化瘀基础上酌加如生地黄、沙参、女贞子、墨旱莲等滋阴养血之品，长期用药，缓缓图功，扶正祛邪，标本兼治，临床能取得较好疗效。

6. 丘和明教授验方化裁（瘀毒清）诱导真性红细胞增多症原代细胞凋亡的研究[7]

瘀毒清是广州中医药大学第一附属医院药剂科院内制剂，以张仲景治疗干血劳的古方大黄䗪虫丸为基础，筛选大黄、䗪虫、桃仁、红花、赤芍、水蛭等中药组成的，是活血化瘀的代表方药。该方在大黄䗪虫丸的基础上去益肝补血之地黄、白芍，易白芍为赤芍，并添加了山慈菇、大青叶、莪术、红花等，功专活血化瘀，行气消瘀解毒，祛瘀消癥之力更强。刘基铎、古学奎等选取真性红细胞增多症患者20例，均予瘀毒清作为基本药物口服。观察患者结果表明：可缓解临床症状，改善生存质量；可改善血瘀证候；血常规三系细胞计数都有不同程度的降低。

实验进一步采用血清药理学方法，通过PV原代细胞培养，经含药血清作用后，通过流式细胞仪对含药血清作用后PV原代细胞进行检测，同时也观察羟基脲及羟基脲加不同剂量瘀毒清诱导PV原代细胞凋亡的情况。结果显示含瘀毒清血清对体外PV原代细胞有诱导凋亡作用，其作用呈一定时间、剂量依赖关系；含高、中剂量瘀毒清血清诱导凋亡作用与羟基脲含药血清作用相近。瘀毒清与羟基脲联合使用还具有增效作用。

7. 丘和明教授学术思想继承和发挥

胡永珍[8]等根据丘和明教授从瘀论治骨髓纤维化的思想，针对骨髓纤维化巨脾患者采取脾区外敷青黛四黄散，获得良好效果，且未发生明显不良反应。青黛有清热凉血解毒功效，且青黛含有靛玉红等成分，有抗肿瘤与细胞增殖等效应，口服常致明显胃肠道反应，多数患者难以接受；院内制剂四黄散主要含大黄、黄柏等，均属清热解毒类中药，上药共奏清热解毒、化瘀破积、消炎止痛等功效。

青黛四黄散：青黛粉与四黄散按3∶1的比例充分混匀，以清水调成糊状，敷于脾区，覆盖塑料薄膜，胶布固定，每次敷贴6~8g，日1次。

参 考 文 献

[1]李松林，胡永珍.丘和明以虚、火、瘀论治血液病验案二则[J].山东中医杂志，2000（06）：363-364.

[2]赵珍品，古学奎.活血化瘀法在骨髓增生性疾病中的应用概况[J].广州中医药大学学报，2001（01）：88-91.

[3]李振波. 活血化瘀法治疗真性红细胞增多症[J]. 湖北中医杂志，1995（01）：41-42.

[4]杨洪涌，孙金芳，陈志雄，等. 活血化瘀法诱导真性红细胞增多症病人骨髓单个核细胞凋亡以及对bcl-2,p53基因及其mRNA表达的影响[J]. 第二届中日韩血瘀证及活血化瘀研究学术大会，2003.

[5]杨洪涌，陈志雄，古学奎. 活血祛瘀法对真性红细胞增多症细胞凋亡及相关基因表达的影响[J]. 中药新药与临床药理，2004（03）：208-211.

[6]赵珍品，杨洪涌. 活血养阴法为主治疗真性红细胞增多症10例临床观察[J]. 新中医，2002（08）：15-16.

[7]刘基铎，何惠，周迎春，等. 瘀毒清诱导真性红细胞增多症原代细胞凋亡的研究[J]. 广东医学，2012（09）：1218-1220.

[8]李达，代喜平，胡永珍，等. 青黛四黄散治疗慢性骨髓纤维化性巨脾症临床观察[1]. 辽宁中医杂志，2006（09）：1144-1145.

（古学奎）

第七章 丘和明教授诊治淋巴瘤学术思想与传承

一、恶性淋巴瘤

恶性淋巴瘤是起源于淋巴造血系统的恶性肿瘤，主要表现为无痛性淋巴结肿大、肝脾肿大，全身各组织器官均可受累，伴发热、盗汗、消瘦、瘙痒等全身症状。根据病理组织学类型可分为非霍奇金淋巴瘤（NHL）和霍奇金淋巴瘤（HL）两类。HL病理学特征为瘤组织内含有淋巴细胞、嗜酸性粒细胞、浆细胞和特异性的里-斯（Reed-Steinberg）细胞，HL按照病理类型分为结节性富含淋巴细胞型和经典型，后者包括淋巴细胞为主型、结节硬化型、混合细胞型和淋巴细胞消减型。NHL发病率远高于HL，是具有很强异质性的一组独立疾病的总和，病理上主要是分化程度不同的淋巴细胞、组织细胞或网状细胞，根据NHL的自然病程，可以归为三大临床类型，即高度侵袭性、侵袭性和惰性淋巴瘤。根据不同的淋巴细胞起源，可以分为B细胞、T细胞和NK细胞淋巴瘤。

我国淋巴瘤城市的发病率高于农村。总发病率明显低于欧美各国及日本。发病年龄以20～40岁为多，约占50%左右。HL仅占淋巴瘤的8%～11%，与国外HL占25%显然不同。我国淋巴瘤的死亡率为1.5/10万，居恶性肿瘤死亡的第11～13位。

中医学没有恶性淋巴瘤病名，据恶性淋巴瘤临床表现及发展、预后的特点，该病与中医学之"恶核""石疽""失荣""痰核""阴疽""瘰疬""马刀挟瘿""盘瘰""瘤病""筋疬""痞块""虚劳"等相类似。

（一）病因病机

丘和明教授认为恶性淋巴瘤的发生在病因上与先天禀赋不足、内伤七情、邪毒侵袭有关，在病理机转上与痰、瘀、毒胶结有关。

1. 寒痰凝结

寒性凝滞收引，与湿相结可形成寒痰。多因风寒邪毒首先犯肺，肺失治节或脾胃素虚，寒凝阳遏或肾阳虚衰，气化失司，以致水液失于输布。由于肺脾肾三脏功能失调，水湿停聚为痰，痰流注全身，无处不到，日久痰凝成核成块，结为痰核，在全身上下形成皮肤或皮下肿块，结于颈、项、腋、鼠蹊等则为"瘰疬""失荣""石疽""痰核"等。正如《丹溪心法·痰病》所云："痰之为物，随气升降，无处不到……凡人身上中下有块者多是痰。"

2. 气郁痰结

情志变化常致气机失调，气血津液失和，若忧思恼怒则肝气郁结，气郁则血逆，与痰火凝结于少阳、阳明之络而成本病；思则气结，忧则气闭不行，气为血帅，气郁者必血逆，郁结胸中久而化火，灼津为痰。《医门法律·痰饮留伏论》说："人身热郁于内，气血凝滞，蒸其津液，结而为痰，皆火之变现也。"明代李梴也说："郁结伤脾，肌肉消薄与外邪相搏，而成肉瘤。"颈部两侧为少阳、阳明经脉所过之处，少阳属肝胆，阳明多气多血，气郁血逆，痰火凝聚颈，积久而为"失荣"。

3. 痰瘀胶结

无论寒痰抑或热痰，均可阻滞经脉致脉络不畅，血液瘀滞；气为血帅，气机郁滞，血行不畅，必致血液瘀滞，痰与瘀胶结成为痰核、石疽，或为腹中结块癥积。

4. 肝肾虚损

由于先天不足或因他病及肾，或房事不节致精血亏虚，肾水不足，肝肾同源，水不涵木，又致肝阴虚而肝肾阴虚，阴不敛阳，则虚火内动，灼津为痰，痰火结聚而成"恶核"。如《医贯·痰论》所说："盖痰者病名也，原非人身之所有，非水泛为痰，则水沸为痰，但当分有火无火之异耳。……阴虚火动，则水沸腾，动于肾者，犹龙火之出于海，龙兴而水附；动于肝者，犹雷火之出于地，疾风暴雨，水随波涌而为痰，是有火者也。"故肝肾阴虚，阴虚火旺，如龙雷之火煎熬津液，故而成痰，如与邪毒胶结则发为"恶核""失荣""石疽"等。

恶性淋巴瘤的发生与脏腑亏损、气血虚弱、阳气衰耗、痰毒凝结、气滞血瘀有明显关系。初期多见颈侧、腋下等处浅表淋巴结进行性肿大、无痛、质硬，乃为风寒痰毒痹阻脉络之证候，或逐渐见淋巴结融合、粘连等痰毒化火之证候；若邪毒深入脏腑则见咳喘气逆、腹痛、腹块等邪热瘀毒入里，损及肺脾肝胃之证候，或兼见骨痛、肢肿、肌肤结块等邪毒侵犯肌肤、骨骼之证候。晚期多为痰火邪毒浸淫脏腑，或湿热蕴毒伤伐脾肾，气血亏损或肝肾不足，气阴两亏，并常为虚实夹杂，寒热并见。

（二）临床表现

1. 症状

恶性淋巴瘤可以出现发热、消瘦、盗汗、皮肤瘙痒等全身症状。病变也常首发于结外，几乎可以侵犯任何器官和组织，常见部位有消化道、皮肤、韦氏咽环、甲状腺、唾液腺、骨、骨髓、神经系统等。分别表现相应的肿块及压迫、浸润或出血等症状。

2. 体征

多有无痛性淋巴结肿大。少有肝脾肿大。

3. 实验室和其他辅助检查

血常规、中性粒细胞碱性磷酸酶活性、血清乳酸脱氢酶、骨髓涂片、骨髓活检、流式细胞术、细胞遗传学等检查有助诊断。

（三）辨证论治

丘和明教授认为恶性淋巴瘤的治疗当以扶正祛邪、标本兼顾为原则。扶正多用补益气血、养血润燥、滋补肝肾、健脾护胃等法，祛邪注重理气化痰、温化寒痰、祛瘀散结、祛风清热、清解邪毒、软坚散结等法。根据疾病发展不同时期的不同病理机转，而采用不同治疗方法，正如《外证医案汇编》所言："其起之始，不在脏腑，不变形躯，正气尚旺，气郁则理之，血郁则行之，肿则散之，坚者消。久则身体日减，气虚无精，顾退消坚散结，其病日深，外耗于卫，内夺于营，滋水淋漓，坚硬不化，温通气血，补托软坚，此三者皆郁则达之义也，不但失荣一证，凡郁证治法具化其中矣。若治不顾本，犯经禁病，气血愈损，必为败证。"就是对恶性淋巴瘤治疗原则的最好的阐述。

恶性淋巴瘤疾病初期风寒痰毒痹阻脉络，致痰凝血结，当温化寒痰、化瘀散结。可选用《外科全生集》阳和汤加减：熟地黄15～20g，鹿角胶10～15g，白芥子10～15g，炮姜6～10g，肉桂6～10g，麻黄3～9g，甘草3～6g。方中熟地黄大补阴血为君药；鹿角胶补阴中之阳，配合熟地黄生精补血，与肉桂、炮姜合用以温阳散寒通血脉，共为臣药；白芥子协助炮姜、肉桂以散寒凝，化痰滞，并与熟地黄、鹿角胶相互制约为佐药；甘草解毒而调和药性为使药。全方补而不滞，通而不散，相辅相成，能温阳养血、宣通血脉、散寒祛痰。可酌加夏枯草、生南星、生牡蛎、瓦楞子软坚散结消痰核，加皂角刺、土鳖虫活血祛瘀、消坚化积，加白花蛇舌草、半枝莲祛邪毒。如形寒甚者可加附子、黄芪补气壮阳，气虚明显者可加党参、白术健脾益气。

邪毒逐渐深入脏腑损伤肺脾肝胃致脏腑功能失调，气血失和。若肝气郁结，痰瘀裹结者，当疏肝解郁，祛瘀散结。可选用《医宗金鉴》舒肝溃坚汤加减：夏枯草10～15g，僵蚕10～15g，香附子6～15g，石决明10～15g，当归6～10g，白芍10～20g，陈皮6～15，柴胡6～15g，川芎10～15g，穿山甲10～20g，红花6～10g，片姜黄6～10g，甘草6～10g。方中柴胡、陈皮、香附子疏肝解郁，理气畅中，当归、白芍养血柔肝，片姜黄、红花、川芎、僵蚕、穿山甲活血破瘀通络，夏枯草、石决明平肝软坚，甘草调和诸药。诸药合用，共奏疏肝解郁、化痰散结之效。若肝火盛者，可加龙胆草、栀子清肝泻火；气郁不解、热结痰凝者，可选用四逆散合犀角地黄汤加白花蛇舌草、半枝莲、猫爪草、山慈菇等。

疾病发展，进而深入营血骨髓，耗血伤髓。若血燥毒热者，治当养血润燥、清热解毒，可选用《外科正宗》清肝芦荟丸加减：川芎10～15g，当归6～10g，白芍10～20g，生地黄10～20g，青皮10～15g，芦荟10～15g，昆布10～15g，海蛤粉10～15g，猪牙皂10～15g，黄连10～15g，甘草6～10g。方中川芎、当归、白芍、生地黄养阴血以润燥，黄连、芦荟清热解毒，青皮行气破气，昆布、海蛤粉、猪牙皂化痰软坚散结，甘草调和诸药。诸药共用，合奏养血润燥、清热解毒、软坚散结之效。可酌加女贞子、沙参、麦冬、芦根、天花粉养阴润燥；若阴血亏虚、骨蒸劳热者，可用青蒿鳖甲汤加山慈菇、黄药子、白花蛇舌草等。

晚期痰火浸淫脏腑，或伐伤脾肾，气血亏虚，肝肾不足。气血两虚者当益气补血，兼以散结，可选用《医宗金鉴》香贝养营汤加减：白术10～15g，人参10～15g，茯苓10～15g，陈皮6～15g，熟地黄10～15g，川芎6～15g，当归6～10g，贝母6～15g，香附6～15g，白芍10～20g，桔梗6～10g，甘草6～10g，生姜3片，大枣5枚。方中白术、人参、茯苓益气健脾，熟地黄、川芎、当归、白芍补血养血，香附、陈皮理气开郁，贝母消痰散结，姜、枣调和营卫，甘草调和诸药。诸药合用，共奏补益气血、行气散结之效。可酌加阿胶、枸杞子滋肾养血，白花蛇舌草、半枝莲解毒。肝肾阴虚者可选用《医宗金鉴》知柏地黄丸加减：地黄10～20g，山茱萸10～15g，山药10～20g，泽泻9～15g，牡丹皮9～15g，茯苓9～15g，知母6～15g，黄柏6～15g。方中地黄、山茱萸、山药、泽泻、牡丹皮、茯苓即六味地黄丸滋补肝肾之阴，黄柏、知母清热坚阴。诸药合用滋补肝肾，清热坚阴。可酌加白花蛇舌草、半枝莲清热解毒，加土鳖虫、皂角刺活血祛瘀散结。

　　丘和明教授认为恶性淋巴瘤的中医药诊治要抓住其内在的病理机转，以整体观念为指导，以辨证论治为基础，中西医结合，融西贯中，方可取得实效。恶性淋巴瘤的西医放化疗能较快达到临床缓解，较中医治疗具有明显优势，但存在骨髓抑制、心肝肾脾胃等脏器的损伤、免疫功能的紊乱等较多不良反应，丘和明教授主张中西医结合，化疗结合使用中医药，可以起到增效减毒的效果，而缓解期的中医药治疗，可以调整免疫功能，搜邪解毒，增强体质，延长缓解期，提高生存质量。丘和明教授认为邪毒还是恶性淋巴瘤的重要致病因素，该病病程中出现的肝脾及淋巴结肿大是痰凝血瘀的结果，同时也是邪毒在患者体内损伤正气，导致气血津液损伤及运行障碍的结果，因此，治疗上他非常重视祛毒治疗。

（四）临证经验

恶性淋巴瘤是起源于淋巴造血系统的恶性肿瘤，是血液系统疾病常见的恶性血液病，化学疗法、放射治疗、造血干细胞移植等是目前西医学治疗恶性淋巴瘤的主要方法，随着现代科学技术的发展与进步，治疗水平越来越高，治疗效果更加明显，但是仍然不能完全治愈，患者生存质量及生存时间仍有待提高。丘和明教授从事中医、中西医结合诊治血液病的临床工作数十年，具有丰富的临床经验，尤其对恶性淋巴瘤等恶性血液病的诊治颇有见地，他主张中西医结合，融西贯中，强调邪毒对恶性淋巴瘤的致病作用，重视扶正与祛邪的合理运用。

1. 恶性淋巴瘤辨证思路

（1）辨证与辨病结合。丘和明教授强调辨证论治是中医认识疾病和治疗疾病的基本原则，也是中医学的基本特色和精髓。辨证是将望、闻、问、切四诊所收集的资料，通过分析、综合，辨清疾病的原因、性质、部位，以及邪正之间的关系，概括、判断为某一种性质的证候。论治就是在辨证的基础上，确定相应的治疗方法。丘和明教授在辨证的同时，重视与辨病的结合，即病证结合。

传统意义上的病证结合是指中医的病与中医的证相结合，病与证之间存在"同病异证"和"异病同证"的关系，中医学论治以证为依据，因此，临床上有"异病同治"和"同病异治"。丘和明教授将这种传统的辨证与辨病的结合，移植到中西医结合临床实践，辨证与西医学之诊病相结合，这也是目前现代中医临床实践和科学研究中广泛运用的病证结合模式，围绕西医诊断的疾病展开辨证施治。西医认识和诊断疾病侧重于病因和病理形态，对微观的病理生理基础的了解较为清楚，诊断标准强调理化指标，标准比较明确、客观，容易形成共识。中医对证候的认识较为宏观，是对疾病所处一定阶段的包括病因、病性、病位、病势等的综合概括。辨证与辨病相结合，相辅相成，互相取长补短，既有益于中西医结合理论与实践研究，也有益于充分发掘中医药在临床实践中的特色与优势，有益于学术交流与中医学的发展。

丘和明认为本病与先天禀赋不足、内伤七情、邪毒侵袭有关，在病理机转上与痰、瘀、毒胶结有关，强调邪毒是恶性淋巴瘤的基本致病因素，正气虚弱是其发病的内在总的原因，总的病势是邪毒渐盛、正气渐虚。对恶性淋巴瘤致病因素的认识是辨病与辨证结合的关键要素。

（2）辨证与现代诊断手段结合。丘和明教授认为结合现代诊断手段进行中医辨证有助于提高中医药诊治恶性血液病的效果，应该进一步深入展开。恶性淋巴瘤的诊断与治疗以实验室检查为最重要的依据，现代中医诊治恶性淋巴瘤不能忽视这些重要的实验检查依据。

丘和明教授临证辨治恶性淋巴瘤常将多种实验室检查如外周血象、骨髓象、骨髓病理等与辨证结合起来，根据白细胞、血小板、红细胞、血红蛋白的数量以及淋巴瘤细胞的多少判断正气虚弱的性质与程度，判断邪毒的多寡。教授认为基于现代医学针对细胞、分子水平指标变化的辨证，目前研究的广度和深度还不能将其作为可辨证的直接依据，这种需要转化的过程就是建立气血、脏腑的变化与骨髓、细胞、分子变化的对应关系，今后还有很长的路要走。

（3）结合恶性淋巴瘤变化特点融汇运用辨证方法。恶性淋巴瘤有其发生、发展、变化规律与特点，丘和明教授强调恶性淋巴瘤的变化特点决定着辨证方法的选择。因为淋巴结和淋巴组织遍布全身且与单核-巨噬细胞系统、血液系统相互联通，故恶性淋巴瘤可发生在身体的任何部位，当其以最易受到累及的部位的淋巴结肿大为主要表现时，则适合选用气血津液辨证方法。

当恶性淋巴瘤以脏腑功能紊乱、虚弱为主要表现特点时，则适合选用脏腑辨证方法。当恶性淋巴瘤侵犯骨髓或并发感染，其临床表现具有温病的变化特点时，则适合选用卫气营血辨证及三焦辨证方法。丘和明教授认为恶性淋巴瘤不同时期、不同阶段可能适合运用不同的辨证方法，多种辨证方法要结合恶性淋巴瘤不同的临床表现及变化特点，融汇、灵活运用。

（4）辨病、辨证与病期有机结合。丘和明教授临证诊治，非常重视辨病、辨证与恶性淋巴瘤的病期的有机结合。恶性淋巴瘤由于可以侵犯人体全身上下的淋巴器官和组织，淋巴系统又与血液系统交叉，因而病变范围广、临床表现复杂。丘和明教授辨病与辨证结合，将辨病、辨证与恶性淋巴瘤的临床表现与临床病期阶段有机结合起来。他认为，恶性淋巴瘤患者在不同时期及治疗阶段的邪正关系不同。恶性淋巴瘤早期，邪实而正气未虚；中期处于邪正斗争阶段，正气渐虚而邪气尚实；晚期正气虚而邪气盛。恶性淋巴瘤放疗、化疗阶段常损伤脏腑及气血阴阳，呈正气亏虚而邪气实状态；放化疗后恢复期正气渐复而余邪未净。只有充分把握恶性淋巴瘤不同病期与治疗阶段的不同特点，方能正确辨证。

2. **恶性淋巴瘤辨证思路、治疗策略**

（1）辨证论治是中医治疗恶性淋巴瘤的基本准则。辨证论治是中医药诊治疾病的精髓，恶性淋巴瘤的中医药诊治也必须遵循辨证论治原则。化疗、放疗是目前治疗恶性淋巴瘤的主要方法，中医药对恶性淋巴瘤的有效性已经在临床实践中得到充分的证明，所有的研究及临床实践表明中医药治疗恶性淋巴瘤的临床疗效均是建立在辨证论治基础上的。中医学对恶性性淋巴瘤的认识建立在正气虚弱、邪毒侵袭的基础上，可以说正虚毒袭是恶性淋巴瘤的基本病因病机。

恶性淋巴瘤病变过程中邪毒损伤阳气，致阳气不化，津液凝聚成痰，气血停滞为瘀，易形成痰瘀互结为痰核结块，这是恶性淋巴瘤最为突出的病理变化特点。这需要通过中医学辨证的方法去把握，中医血液学应该以提高临床疗效、提高病人的生存率及生活质量为目标，以辨证论治为指导展开科学研究及临床实践，紧紧围绕恶性淋巴瘤的病因病机，通过辨证抓住病理机变，随证施治。丘和明教授认为："祖国医学在几千年与疾病斗争过程中，不可避免地要与以上恶性血液病发生碰撞，祖国医学诊治疾病的法宝就是辨证论治，任疾病有千变万化，总能通过辨证方法找到疾病的本质即病机所在而施治。"

（2）客观认识中医药在恶性血液病的治疗作用。临床实践业已证明中医药对恶性淋巴瘤有效，但是，在恶性淋巴瘤的诊疗活动中，中医药还不是主流方法，在综合医院，恶性淋巴瘤的诊治几乎完全采用西医学的方法，而在中医医疗机构则多采用的是西医化疗、放疗甚至造血干细胞移植，配合中医药的中西医结合治疗方法治疗恶性淋巴瘤。由于恶性淋巴瘤本身治疗的难度大，加上社会、经济条件的限制，西医学诊疗恶性淋巴瘤常有无能为力而转求助中医药的境况，所以临床仅接受中医药诊治的恶性淋巴瘤案例也不少见。

化疗作为最主要的恶性淋巴瘤的治疗方法，有三个问题直接影响其治疗效果：一是化疗药物的毒副作用。其胃肠道毒副作用、心脏毒副作用、肝肾功能损害、骨髓抑制严重的毒副作用对患者的生活质量影响很大，甚至导致化疗中止或导致患者的死亡。二是肿瘤细胞对化疗药物的多药耐药。一旦患者发生了原发或继发的多药耐药，治疗就相当困难。三是微小残留病的治疗。化疗后多数患者均可能获得临床或者生物学的缓解，但患者体内存在的微小残留病是恶性淋巴瘤复发的重要因素，如何针对微小残留病开展有效的治疗，清除微小残留病最终治愈恶性淋巴瘤，这是目前血液学界研究的难点与热点。

丘和明教授认为中医药与西医药不同，不在微观上探求药物杀灭肿瘤细胞的靶点及其机制，中医药以整体观、辨证论治为指导，调整人体脏腑阴阳，调节气血，从整体上提高机体的抗病能力。临床实践已经证明中医药诊治恶性淋巴瘤具有其独特的优势与特色，在恶性淋巴瘤化疗过程中对减轻化疗药物的毒副作用具有明显效果，可提高患者对化疗药物的耐受性。中医药在逆转肿瘤细胞化疗药物的耐药性方面具有一定的作用。中医药在恶性淋巴瘤缓解后微小残留病的治疗上也可以有所作为。

（3）两条腿走路，取长补短。中医与西医有着各自不同的理论体系，共同为人类的生命健康做出了重大贡献，两种医学体系各有所长，也各有不足。无论中医还是西医，医学的目的都是一致的，要解决患者的病痛，改善患者的生存质量，延长患者的生命。丘和明教授认为在临床实践中，西医有不能或难以解决的问题而中医具有特色和优势，也有中医能力有限而西医具有明显优势的领域，所以主张临床实践中中西医相互补充，取长补短。

在恶性淋巴瘤的诊治上，在西医学明确诊断的前提下，针对恶性细胞的杀伤，西医有明显的优势，虽然中医药在一定程度上也具有抑制或杀伤肿瘤细胞的作用，但还不能够上升为主要的治疗手段；在一些危急或危重情况下，西医学的措施比中医学更为直接、快捷、有效，比如骨髓抑制时细胞因子对中性粒细胞的提升、直接输注红细胞对贫血的改善、输注血小板对出血的防治，以及对严重感染的控制、对休克的纠正、对酸碱失衡的纠正等。中医在减轻化疗药物的毒副作用上确有明显的效果，对增加化疗药物的敏感性也确有效果，对恶性淋巴瘤微小残留病的治疗确有一定效果，对调节与恢复患者机体内环境、改善机体的肿瘤免疫功能确有效果。因此，中西医结合共同协作，相互取长补短，用中医、西医两条腿走路，能够为恶性血液病患者提供更好的、更有效的医疗服务。

（五）验案举例

陈某某，男，55岁。2006年3月22日初诊。患者因反复发热1月余，午后热甚，体温最高39℃，颈部淋巴结肿大，于某医院就诊，经颈部淋巴结活检诊断为非霍奇金淋巴瘤（间变性大细胞性淋巴瘤），接受CHOP方案化学治疗。就诊时见发热、咽痒、少咳、口干，精神、饮食、睡眠及二便尚好，颈部淋巴结肿大，余部位浅表淋巴结未扪及肿大，胸骨无压痛，肝脾未扪及肿大，无出血倾向，舌淡红，苔薄白干，脉弦数。中医诊断：虚劳，阴虚痰核。处方：青蒿15g、鳖甲30g、知母15g、牡丹皮15g、生地黄15g、地骨皮15g、白花蛇舌草15g、猫爪草15g、紫菀15g、桔梗15g、北杏仁12g、龙脷叶15g、人参叶15g、甘草6g。七剂，水煎服，日一剂。

2006年3月29日二诊：药后热退，咽痒、咳嗽消失，口干减轻。仍在CHOP方案化疗中，颈部仍有包块，精神欠佳，恶心，纳谷不香，眠可，舌淡红，苔薄白，脉沉。血常规：WBC 4.9×10^9/L，RBC 4.87×10^{12}/L，HGB 129g/L，PLT 123×10^9/L。仍邪毒内蕴，攻伐伤正，胃失和降。治以扶正祛毒，健脾和胃。处方：黄芪30g、黄精15g、白术15g、山药15g、法半夏15g、竹茹15g、猫爪草15g、白花蛇舌草15g、龙脷叶15g、人参叶15g、甘草6g。七剂，水煎服，日一剂。

2006年4月6日三诊：颈部包块较前缩小，不咳，不热，身体乏力，稍恶心，纳差，口干，舌淡红，苔薄白稍干，脉细。血常规：WBC 4.1×10^9/L，RBC 3.91×10^{12}/L，HGB 121g/L，PLT 137×10^9/L。气阴两虚，胃失和降。治以补益气阴，健脾和胃，祛毒消坚。处方：黄芪30g、黄精15g、太子参30g、白术15g、龙脷叶15g、人参叶15g、法半夏15g、竹茹15g、猫爪草15g、浙贝母10g、白花蛇舌草15g、甘草6g。十四剂，水煎服，日一剂。

2006年4月20日四诊：颈部包块明显缩小，精神欠佳，乏力倦怠，面色苍白，纳少，无出血倾向，舌淡红，苔薄白，脉沉稍弱。血常规：WBC 3.1×10^9/L，RBC 3.21×10^{12}/L，HGB 81g/L，PLT 43×10^9/L。CHOP化疗一个疗程，现为化疗间歇期，计划2周后行第2疗程化疗。气血亏虚，余毒未净。治气补益气血，祛毒消坚。处方：黄芪30g、黄精15g、太子参30g、白术15g、何首乌15g、熟地黄15g、当归10g、夏枯草15g、猫爪草15g、浙贝母10g、白花蛇舌草15g、甘草6g。十四剂，水煎服，日一剂。

2006年5月4日五诊：服上方后，精神逐渐转佳，倦怠乏力减轻，面色渐红润，日前开始进行第2疗程CHOP方案化疗，感精神欠佳，稍倦怠，恶心欲吐，纳谷不香，舌淡红，苔薄白，脉沉。血常规：WBC 5.2×10^9/L，RBC 4.81×10^{12}/L，HGB 129g/L，PLT 118×10^9/L。正虚余毒未净，化疗伤及脾胃。治以扶正祛毒，健脾和胃。处方：黄芪30g、黄精15g、白术15g、山药15g、茯苓15g、焦山楂

15g、法半夏15g、竹茹15g、猫爪草15g、山慈菇15g、夏枯草15g、甘草6g。十四剂，水煎服，日一剂。

2006年6月15日六诊：患者已经结束第2疗程化疗，此间前方服用了四周，并服用四诊处方至今。现颈部淋巴结不大，胸腹部CT未见肿大淋巴结，肝肾功能正常，血常规：WBC 4.7×10^9/L，RBC 4.28×10^{12}/L，HGB 119g/L，PLT 133×10^9/L。精神尚好，纳食稍少，无恶心呕吐，睡眠及二便可，舌淡红，苔薄白，脉沉。本病在西医看来已完全缓解，还将行4个疗程化疗。中医认为本病正气尚未全复，余毒伏留，仍需扶助正气，祛除余毒。处方：黄芪30g、黄精15g、墨旱莲15g、白术15g、青蒿15g、鳖甲30g、牡丹皮15g、生地黄15g、猫爪草15g、白花蛇舌草15g、山慈菇15g、甘草6g。十四剂，水煎服，日一剂。

此后患者每间隔二至三周复诊，均以上方为基础加减治疗，如化疗期间恶心呕吐等症明显可于方中加法半夏15g、竹茹15g等和胃降逆；间有外感，则以疏风解表剂治之。六个疗程化疗结束后，以调补气血、祛除余毒为治，患者病情稳定。

按：本案患者颈部淋巴结肿大，经病理等检查确诊非霍奇金淋巴瘤，按诊疗常规进行规范化学治疗。中医学以辨证论治为指导，配合化疗完成了规范治疗，疗效显著而减轻了化疗副作用，此即中医药的减毒增效作用。本案始终注意扶正祛邪毒、消坚化痰核，在痰核消减、大毒已去后，仍然不忘扶助正气，透祛余毒，旨在净祛余毒，以图断痰核之根。

丘和明教授从事中医学的临床、科研、教学工作数十年，具有深厚的理论造诣和丰富的临床经验，尤其在中医血液病领域有深入的研究，对各种恶性血液病具有独到的诊疗见解，临床疗效显著。笔者随丘和明教授临床诊疗，学习其临证诊疗理念和方法，现将丘和明教授诊疗恶性血液病的学术思想作初步探讨和总结。

1. 中医诊治恶性血液病的总体思路

恶性血液病是一组临床预后不佳的血液病的总称，包括急性白血病、慢性白血病、恶性淋巴瘤、骨髓增生异常综合征、多发性骨髓瘤等疾病，这些疾病都有异常血细胞的恶性克隆，预后较差，临床难以完全治愈的特点。中医学对以上疾病无相对应的疾病名称，恶性血液病是随着现代科学技术的发展而逐渐被认识的，但这些疾病则是在被认识以前已客观存在。祖国医学在几千年与疾病斗争过程中，在整体观念、辨证论治指导下对其展开了临床实践。

从恶性血液病的临床特点及发展趋势、病理变化规律来看，与"虚劳""痰核""瘰疬""急劳""热劳""血证""温病""癥瘕"等有相似之处，因此，恶性血液病的中医诊治可以参考这些病证辨证论治。丘和明教授诊治恶性血液病，认为该类疾病的病因病机为邪盛正虚，邪盛以热毒为主，正虚以阴虚为主，治疗着重扶正祛邪，养阴解毒，强调辨证论治，使用经方、古方或时方、验方，结合具体病情，选择最佳配伍的复方。恶性血液病的西医化疗能较快达到临床缓解，较中医治疗具有明显优势，但却存在较多不良反应，如骨髓抑制、心肝肾脾胃等脏器的损伤、免疫功能的紊乱等。中西医结合治疗，化疗结合使用中医药，可以起到增效作用。

2. 邪毒是恶性血液病的基本致病因素，正气虚弱是其发病的内在原因

急性白血病、慢性白血病、骨髓增生异常综合征、多发性骨髓瘤、恶性淋巴瘤等恶性血液病在病因、发病与病理变化等方面有一定的共同性。丘和明教授主编的《中西医结合血液病治疗学》对急慢性白血病、骨髓增生异常综合征、多发性骨髓瘤等疾病的病因论述均重视邪毒的致病作用，认为它是恶性血液病的重要致病因素。同时认为邪毒也是恶性淋巴瘤的重要致病因素，该病病程中出现的肝脾及淋巴结肿大是痰凝血瘀的结果，同时也是邪毒在患者体内损伤正气、导致气血津液损伤及运行障碍的结果。总之，邪毒在恶性血液病的致病、发病过程、病理变化过程中起着重要作用。

恶性血液病与其他血液病及内科疾病在预后上有相当大的差异，根本原因就在于其致病主因的不同。导致恶性血液病之邪毒有一个重要的特点，即易深伏体内，缠绵留连，难以净祛，余毒在体内积蓄，暗耗正气，这是恶性血液病迁延难愈、缓解后易复发的根本原因。

正气虚弱尤以脾肾虚弱为重要。邪毒是恶性血液病的重要致病因素，是外因，外因通过内因而起作用，祖国

医学认为"正气存内，邪不可干""邪之所凑，其气必虚"。邪毒在机体正气虚弱时才能导致疾病的发生。患者禀赋素薄，先天不足，或后天失养，以致脏腑亏虚，精气内亏，气血不足，毒邪方得以入侵，方得以潜藏，得以在体内孳生，进一步损伤正气，导致疾病的发生。

3. 恶性血液病总的病势是邪毒渐盛、正气渐虚

疾病发生后，在治疗的干预下随着正气与邪气力量对比的不同，其病势发展不同。疾病的分类也与疾病的病程趋势相关。恶性血液病发病之初临床表现千奇百态，有以虚损表现为主者，如气促、倦怠、纳少、低热、头晕等；有以外感时邪为主要表现者，如表现为风热或风寒感冒等，以恶寒发热、咽痛、头身痛、咳嗽等为表现；有以阳热炽盛为首发表现者，见高热、烦躁、口干口苦、大汗出等；有以出血为首发表现者，或见气虚、阴虚出血，或见热盛迫血等；也有以关节肿痛为首发者；也有以局部肿块或淋结肿大发病者。如此等等，不一而足。尽管恶性血液病发病之时临床表现多种多样，但往往发病时已是邪毒炽盛，正气虚弱。

随着病程的发展，邪毒日渐炽盛，正气日渐虚弱，终至邪毒炽盛而正气虚极而成阴竭阳亡之势。邪毒侵入机体后，损伤正气，由于该邪毒具有阳热炽盛的特性，最易伤人阴精，故临证常见阴液亏虚表现，但阴阳互根，无阴则阳无所化，邪毒伤阴严重则可致阳气的化生不足而成阳虚，终成阴阳两虚之证。

4. 强调扶助正气是恶性血液病的主要治则，辨证论治应贯穿诊疗始终

丘和明教授临证诊治血液病非常重视扶助正气，强调扶助正气在血液病治疗中的重要性。从血液病的发病看，正气虚弱是血液病发病的内在因素，在整个疾病过程中始终贯穿正气虚弱的病理。发病学上的素体虚弱，疾病过程中邪毒损伤正气，以及强烈的祛邪治疗损伤正气等都是患者正气虚弱的原因。由于正气虚弱病理贯穿于恶性血液病整个病程始终，根据祖国医学治病求本的原则，针对正气虚弱的病理，当以扶助正气为治疗原则。这是恶性血液病的主要治则。

正虚是恶性血液病的重要病理，但不是唯一病理，邪毒在病变过程中占有非常重要的地位，因而，根据正气虚弱在病程中所占地位的不同，扶正方法应有主次的差异，如恶性血液病的早期，正虚相对不甚而邪毒较盛，则应以祛毒为主，而扶正为辅；疾病中期，正虚逐渐严重而邪毒也盛，则应扶正与祛毒并重；在疾病的后期，正气虚甚而邪毒炽盛，本当扶正与祛毒并重，但患者已体虚至极，虚不受补，而祛毒则可能进一步损伤正气而致亡阳虚脱，故治当清补平补，祛毒也不能过度刚烈凶猛。

恶性血液病病之初即存在正气虚弱的病机，最终导致气血阴阳之衰竭，阴阳离决而致患者死亡。然而气血津液、阴阳及脏腑的虚损错综复杂，疾病过程中多以复合形式出现虚弱证候，但以某一方面侧重，因而临证应于错综复杂的证候寻找主要矛盾，针对性施治，并兼顾

兼症，方可收到较好的疗效。临证应以辨证诊治理论为指导，灵活变通，扶正不是一味蛮补，具体扶正方法应以辨证为准绳。

在确定补虚大法之后，还要注意大虚之体也有实状以及阴阳互根的道理。大虚之体有实状，如病程中因虚甚而外感六淫，成为情志饮食所伤，或气血津液瘀滞、痰核癥瘕形成，使临证诊治复杂多变，需灵活辨证，随证变通。《景岳全书》有阴中求阳、阳中求阴之论，所谓"善补阴者，必于阳中求阴，阴得阳升而泉源不绝；善补阳者，必于阴中求阳，阳得阴助而生化无穷"。气属阳，液属阴，补益气、血时不可单纯补气，单纯补血，要充分利用阴阳互根的道理。

5. 邪毒是恶性血液病经久不愈之罪魁，当攻邪已病

正气虚弱是邪毒侵袭的内在原因，而内侵之邪毒则是进一步损伤正气的罪魁祸首，因而，祛除邪毒是恶性血液病治疗的重要法则。其实早在《黄帝内经》时期就已提出了攻邪治病的原则和方法，如《素问·阴阳应象大论》言："因其轻而扬之，因其重而减之，其高者因而越之，其下者引而竭之，中满者泻之于内，其有邪者，渍形以为汗，其在皮者，汗而发之，其实者散而写之。"金元时期张从正也从"处之者三，出之者亦三"之认识出发，提出攻邪治病之汗、吐、下三法。

《黄帝内经》及金元时期祛邪、攻邪已病的学术思想为恶性血液病的祛毒治疗提供了借鉴。可见祛除病邪在疾病治疗中的重要性。丘和明教授临证就非常重视祛除邪毒

在恶性血液病治疗中的应用，强调祛邪毒是恶性血液病的重要治则，恶性血液病之所以造成严重的正气虚弱，之所以缓解后容易复发，其根本原因就在于邪毒作祟。因而，丘和明教授在临证诊治恶性血液病时，在祛毒治病的主导思想下，非常重视祛毒法的使用。

恶性血液病之邪毒与其他内科疾病的邪毒有着本质区别，恶性血液病之邪毒一旦侵入机体则难以祛除，可在体内潜伏，侵蚀五脏六腑、四肢百骸、气血津液、精髓阴阳。黄连、黄芩、栀子、黄柏等清热解毒药对恶性血液病之邪毒清解之力有限，需用白花蛇舌草、半枝莲、大青叶、黄药子、青黛、七叶一枝花等品。

恶性血液病之邪毒常具有温热性质，该类疾病的病程可出现卫气营血及三焦的病理变化，因而，丘和明教授常运用卫气营血及三焦理论诊治恶性血液病。恶性血液病化疗后，大多会出现一定的骨髓抑制期，此期白细胞明显下降，粒细胞减少甚至呈缺乏状态，最容易引起细菌、病毒感染而出现持续高热不退、大汗出、头身疼痛，此乃化疗损伤正气，正虚不足以抗原邪，以致外邪乘虚而入，此时如不能及时祛邪外出，清解热毒，则邪毒可深入营血，迫血动血，扰乱神明，以致病情危殆。恶性血液病化疗病情完全缓解后，常出现神疲乏力、少气懒言、面色少华等气血亏损的表现，也有的出现腰膝酸软、头昏耳鸣等肾精虚亏的表现，此乃大病之后邪毒损伤正气，化疗药物攻伐伤正所致。此时不但正气已虚，体内仍留有余邪未净，此未净之邪毒将成为日后疾病复发的重要原因之一。

祛除邪毒对治疗甚至治愈恶性血液病是至关重要的。疾病处于临床缓解期是中医加强祛毒的最好时机，此时邪毒最少而正气有所恢复，但邪毒潜伏深藏，形成微小残留病，祛邪有相当难度。恶性血液病由于邪毒伤正及放化疗伤正气，患者缓解后处于正气虚弱而余毒留伏之状态，余毒留伏至阴，日益积蓄外发而致疾病复发，清除伏毒即成为微小残留治疗的主要目标。总体而言，患者正虚毒伏，当以扶正祛毒为治疗原则。扶正培本有助于祛邪，临床和实验研究发现许多扶正培本的中药可以增加放化疗的敏感性，具有显著的免疫增强和免疫调节作用。另一方面，治疗尚须清除余毒。清热解毒法是恶性血液病运用较多的治法，各个时期均常用，但当正虚毒伏之时用之似难收佳效。邪毒留伏阴分，清热解毒之品难达病所，通常之补益剂难以将邪毒托出，实为难治之证。丘和明教授认为就恶性血液病而言，清热解毒法对阳分邪毒有效而对阴分余毒却能力有限，必须使阴分之邪毒出于阳分，再行祛邪解毒之剂方可收祛毒之功。

《温病条辨》用青蒿鳖甲入阴搜邪、领邪外出之法治温病邪留阴分，可作为恶性血液病残留病变中医治疗的良好借鉴。青蒿芳香逐秽、开络，领邪外出；鳖甲乃蠕动之物，护阴而入阴络搜邪。吴鞠通说："青蒿不能直入阴分，有鳖甲领之入也；鳖甲不能独出阳分，有青蒿领之出也。"邪在阴分，必须入阴搜邪才能祛邪。余根初《重订通俗伤寒论·伏暑伤寒》也有阴分伏热之证用清透阴分郁

热，使转出阳分而解的治疗方法："邪既尽，而身犹暮热
早凉者，阳陷入阴，阴分尚有伏热也……清透阴分郁热，
使转出阳分而解。"与吴鞠通青蒿鳖甲法有相似之处。
恶性血液病之残余邪毒留伏于至阴，任何清解攻伐皆难达
病以收祛邪之功，可仿吴氏入阴搜邪之法将邪毒搜剔出阳
分，再清解攻伐以达祛除邪毒之目的。丘和明教授根据温
病学理论提出透毒外出的思想，提出用威灵仙与地骨皮配
伍以透毒。

　　6. 衷中参西

　　丘和明教授在强调中医整体观念、辨证诊治基本理
论的同时，非常重视结合现代医学的各种治疗技术和手
段在中医诊治恶性血液病中的运用，充分体现了衷中参
西的学术思想。丘和明教授认为现代科学的发展为人类认
识疾病、治疗疾病提供了先进的手段和方法，它不是西医
学特有的，中医学同样可以运用这些先进的技术手段丰富
和发展中医的诊查或四诊内涵，使中医学和现代科学的发
展相接轨，促进中医学的不断向前发展。现代科学技术可
视为中医四诊的延伸，将现代科学的诊断技术充分地与中
医基本理论相结合，可以大大丰富中医学诊疗技术和诊疗
水平。如恶性血液病常用的细胞形态学检查，急性白血病
患者外周血或骨髓中的原始细胞或幼稚细胞的数量是形态
学诊断的重要指标，中医血液病学同样可以借用显微镜将
所观察到的原始细胞或幼稚细胞定位为邪毒，因为它是引
起或导致临床表现的罪魁祸首，可以根据这些原始细胞或
幼稚细胞的数量判断邪毒的程度或强度。其他如各种恶性

疾病的肿瘤细胞标志物的检测同理可以作为邪毒盛衰的标志，血液科常用的一些检测标志如细胞遗传学的异常染色体检测，分子生物学上分子标志的检测等均可作为衡量邪毒盛衰的标志；凝血功能的检测可预测出血的可能性大小，作为中医治疗的重要参考。

（胡莉文　黄礼明　蓝　海）

第八章 丘和明教授养生保健学术思想与传承

丘和明教授年逾八十，但仍坚持在临床第一线，他精神矍铄，鹤发童颜，可见他对养生保健颇有心得。他曾发表《老年养生集要》.《养生十六宜》等论著，总结出自成体系的养生理论，现将其简介如下。

一、养生指导原则

丘和明教授指出养生保健，要点在于养心和养身。

养心指修养心性，在于"四心"：用心、放心、清心、开心。

养身指调养身体，在于饮食有节，起居有常，动静结合，顺应四时，保护环境，定时体检。讲究所谓"四适"：适饮食、适居处、适动静、适时令。

丘和明教授指出，"四心"与"四适"原则要持之以恒，作为指导养生保健的座右铭，才能心平身健、形旺神全。

二、养生具体方法

（一）养心

1. 用心

应用心脑，动脑筋多思考。用进废退，经常用脑可以保持头脑灵活，思维敏捷，增长智慧，可以培养观察力、注意力、记忆力、想象力、思辨力。适度阅读书报刊物、看电视电影、听音乐、下棋等，可以使人保持思维活跃，知识更新，了解社会，了解科学，认识环境，适应环境，反应灵敏，避凶趋吉，适于生存，减少迟钝、痴呆的发生。但要注意不可用心过度。

2. 放心

指放开心事，不要因过去的辉煌不再而有失落感，不要为自己、为子孙过分操心。不要把过去不愉快的事情老记在心上，那只会徒增烦恼。忍得一时之气，免得百日之忧。曾有些商人商场失意，因大亏本而闷闷不乐，诱发中风；有些人买了假货，受骗上当破财，心情郁闷放不开，诱发心肌梗死。长寿将军张学良自解其长寿密码是"什么都不放在心上"。可见放心有益健康。

3. 清心

指清心寡欲。人总是有很多私心杂念，七情六欲，如名利地位、酒色财气、美食华服、洋房小车。欲望越大，伴随而至的七情刺激越多，致大喜大怒、悲愤、忧郁、惊慌、恐惧。七情过度会损伤身体，大怒伤阴，大喜伤阳，惊则气乱，恐则气下，思则气结，气血逆乱变生百病，另外如因欲望过高而违法乱纪，致遭处分刑罚，成为人生之污点，更加损身折寿。有识之士提倡清心寡欲以养生。乃有醒世诗、警世诗、空心经之作以奉劝世人。

4. 开心

指乐观开怀。笑一笑，十年少，经常保持好心情，心理平衡，有益健康。古人有知足常乐、助人为乐、自得其乐之教。知足不辱，自然不会招来麻烦。实业家有创业之乐，实干家以完成任务为乐，道家以恬淡虚无、顺应自然为乐，佛家为善最乐，儒家有独乐乐不如众乐乐，宋范仲淹云："先天下之忧而忧，后天下之乐而乐。"马克思说："一种美好的心情比十副良药更能解除生理上的疲惫和痛楚。"自得其乐，是各乐其所乐，在不妨碍别人的前提下，自己想做什么活动就尽管去自由活动，如听音乐、看电视、写书法、画画、种花、养鱼、做家务，任其自然。心情舒畅，可使气血流畅，增进健康。

（二）养身

1. 饮食有节

民以食为天，饮食营养为养生之本，一日三餐定时定量，营养丰富很重要。早餐要好，午餐要饱，晚餐要少。贫困地区争取温饱，富裕地区讲究营养，人各有喜恶，如喝茶饮酒，牛奶咖啡，大米面粉，荤菜素食，不必强求统一食谱，但是都要求适中为度。不可暴饮暴食，饥饱失常，不可过食肥甘厚腻，尤要戒除不良嗜好，如吸烟酗酒。

此外，"老人之食，大抵宜其温热熟软，忌其黏硬生冷。"（元·邹铉《寿亲养老新书》）"吃饭先喝汤，不用请药方。"（清·李名庭《乡言解颐》）"五味入口，不欲偏多，故酸多伤脾，苦多伤肺，辣多伤肝，咸多伤心，甘多伤肾。"（晋·葛洪《抱朴子·内篇》）以上各家之言亦很有道理。

2. 动静结合

生命在于运动，户枢不蠹，流水不腐。人体需经常运动，但也需要充分的休息，动静结合，不可过劳，不可过逸。老年人的运动，不可过于剧烈，不宜暴力击扑，强力举重，一般可选择做体操、打门球、跳交谊舞，年龄较高者，可选择散步、打太极拳、操练养生十六宜及气功等。

动静结合的静，指静养、休息、睡眠，其中睡眠是最彻底的休息，睡眠占了人生三分之一的时间。活动之后的静坐、静卧、闲谈、闭目养神等也必不可少。养生之道，一张一弛。

3. 顺应四时

《黄帝内经》云："智者之养生也，必须四时而适寒暑，和喜怒而安居处，节阴阳而调刚柔，如是则僻邪不至，长生久视。"（《灵枢·本神》）

顺应四时是指顺应春夏秋冬四时气候的变化，及时调整自身的活动方式，春生夏长秋收冬藏，人身的活动要随之相应，春夏养阳，秋冬养阴，避风雨适寒暑，调燥湿，顺应自然。

4. 保护环境

居处应避免环境污染，如烟雾粉尘、污水废气，理化毒物、电离辐射，噪音、吵闹，酸雨、沙尘暴等。要植树造林，绿化美化净化环境，保持空气清新。

5. 定时体检

人体健康与否，一般都能自知，但也有些隐患，常出乎意料，"三十年前人寻病，三十年后病寻人"，是指年老之后，容易得病，故老年人须定期体检，老年常见病如老慢支、冠心病、高血压、高脂血症、糖尿病、前列腺增生、骨质增生、骨质疏松、椎间盘突出、痛风、便秘、溃疡病、慢性胃炎、慢性结肠炎、痔疮、结核病、肿瘤等，定时体检，可以及时发现，早期治疗。

三、养生的学术渊源

丘和明教授指出，在他50多年行医的生涯中，广州中医药大学所有老师都是他的从业师，他养生保健的渊源来源于《黄帝内经》，如"上古之人，其知道者，法于阴阳，和于术数，饮食有节，起居有常，不妄作劳，故能形与神俱，而尽终其天年……虚邪贼风，避之有时，恬淡虚无，真气从之，精神内守，病安从来。是以志闲而少欲，安而不惧，形劳而不倦。气从以顺，各从其欲，皆得所愿。故美其食，任其服，乐其俗，高下不相慕，其民故曰朴，是以嗜欲不劳其目，淫邪不能惑其心，愚智不肖不惧于物，故合于道，所以能年皆度百岁而动作不衰"（《黄帝内经素问·上古天真论》）。

另外，丘和明教授根据《黄帝内经》"春夏养阳，秋冬养阴"的观点，提出适时令养生，认为春季养生要顺应生发之气。中医认为，春气与肝脏升发、条达之气相应，肝为风木之脏，如果春季违逆了肝脏的生发条达之性，就会产生肝郁、肝风、肝火上炎等变证，不仅影响人体的情绪，而且会损伤"肝藏血"的功能，从而损伤人体的正气，可谓"伤身又伤心"。一般提倡春天夜卧早起，中午小睡，每天保持6～8小时的睡眠，睡姿宜"卧如弓"，主张"侧卧"；适饮食，在于饮食有度，不必太过强调养生食谱，但不可暴饮暴食，饥饱失常。尤其要注意春天适宜酸甘口味，不适宜吃过辣的东西，以免"损伐肝气"；适动静在于多运动肢体，助养生发之气，如散步、跑步、踏青、郊游等皆适宜，但也要注意劳逸结合，特别是老年人，不可运动剧烈，每天宜1～2小时的柔和运动，适宜太极拳、气功等，能炼精气神，强筋健骨；适时令，在于顺应中医"春生夏长，秋收冬藏"的节令特点，正如《黄帝内经》所言："圣人春夏养阳，秋冬养阴，以从其根。"春天应该多到户外呼吸新鲜空气，吐故纳新，多吃新鲜时蔬五谷，以养生气。可以服用一些补气的中药如黄芪、党参之类以养阳气，提高人体抗病能力。

四、养生秘诀

（一）功法

丘和明教授根据多年养生体会认为，散步、太极拳、养生十六宜、气功、无极功都是很好的保健法。而且丘和明教授对于沐浴、睡眠、按摩等颇有心得。

散步是一种很适合老人的全身运动，宜慢步或中速步行，不宜疾走。每天1小时左右，可步行登山越野，游公园、博物馆，或逛商场，持之以恒。

太极拳是一种柔和运动，能炼精气神，强筋壮骨，《中医长寿学》指出，练太极拳要全神贯注，上下相随，虚实分明，动作柔和，缓慢圆活，连贯匀速，动作运行路线处处带有弧形，如行云流水，连绵不断。

养生十六宜（清·汪昂《医方集解·勿药元诠》）运动量小，但亦动及全身，年高体弱之人，尤为适合，其养生十六宜云："发宜多梳，面宜多擦，目宜常运，耳宜常弹，舌宜抵腭，齿宜常叩，津宜常咽，浊宜常呵，背宜常暖，胸宜常护，腹宜常摩，谷道宜常撮，肢节宜常摇，足心宜常擦，皮肤宜常干浴，大小便宜勿言。"

气功是我国古代劳动人民创造的一种健身术，是在精神意识的控制下通过对"气"（呼吸）的调节，激发和释放人体内在能量，从而产生某些特殊功能和新途径的方法。

生命活动离不开呼吸的吐故纳新，呼出二氧化碳，吸入新鲜空气，气功就是通过锻炼呼吸以强身的一种健身术，其要点是调整姿势，意守丹田，进行宁静、缓慢、细长的腹式呼吸，松静自然，意气相随，动静结合，反复练习，可诱发、调动、增强人体自身的元气，强身壮体。

丘和明教授也习作无极功，按揉双侧太阳穴，能有宁神定心、醒神开窍之功效。

另外，传统医学中提倡的叩齿和按摩牙龈是一种简单有效的护牙方法。可在空闲休息时，让上下两排牙齿有节奏地碰撞，略闻声响，连续数十下，既可以活动面部肌肉，又可以保护牙齿，还可改善牙龈内的血液循环，提高牙周组织抵抗力。坚持这种方法可有效防止牙周病。

食用健齿食物也是中医护牙健齿常用的方法之一。大家在日常生活中，可以多吃核桃、梨、枸杞子、大枣、蜂蜜等食品，以保护牙齿。

（二）日光浴

丘和明教授指出，我们的祖先很早就认识到日光对人体健康的重要性，比如在《黄帝内经》中就有夏季养生要"夜卧早起，无厌于日"，冬季养生要"早卧晚起，必待日光"的记载。《养生论》中也有"对日坐定""晒以朝阳"的说法。我国唐代名医孙思邈在其所著的《千金要方》中指出："凡天和暖无风之时，令母将儿于日中嬉戏，数见风日，则血盈气刚，肌肉牢密，堪耐风寒，不致疾病。"这更为详细具体地阐明了沐浴阳光的时机、方式及益处。

从康复医学的角度讲，适当地晒太阳能促进人体的新陈代谢和造血机能，促进机体氧化过程和肌肉关节的活动性，使人体酶系统更加活跃，进而能提高人体的免疫能力。阳光中的紫外线能将皮肤中的脱氢固醇变成维生素D，可改善钙、磷的代谢，防治佝偻病。另外紫外线还可以抑制和杀灭皮肤表面的微生物，起到防病治病的作用；阳光中的红外线能提高人体局部温度，扩张血管，促进新陈代谢和组织再生，并能消炎镇痛。日光浴还可以使人体的皮脂和汗液的分泌增多，有利于保持皮肤润泽。

对于病情比较稳定、处于康复期的结核病患者，以及患有神经官能症、心血管系统疾病、关节炎、慢性肠炎、佝偻病等病的患者，经过日光浴锻炼都能收不到同程度的疗效。但是发热、皮肤过敏、失眠以及严重贫血和有出血倾向的患者则不宜使用此疗法。

（三）睡眠

丘和明教授指出，应该遵循《黄帝内经》的方法保障睡眠。睡眠是平衡人体阴阳的重要手段，是最好的节能，也是最好的储备及充电，更是消除疲劳、走出亚健康的养生第一良方。

中医睡眠机制是：阴气盛则寐（入眠），阳气盛则寤（醒来）。所以夜晚应该在子时（23—1点）以前上床，在子时进入最佳睡眠状态。因为按照《黄帝内经》睡眠理论，夜半子时为阴阳大会、水火交泰之际，称为"合阴"，是一天中阴气最重的时候，阴主静，所以夜半应长眠。

提高睡眠质量有四大法宝。首先是提倡睡子午觉。"子、午"时候是人体经气"合阴"及"合阳"的时候，有利于养阴及养阳。晚上11点以前入睡，效果最好。因为这个时候休息，最能养阴，睡眠效果最好，可以起到事半功倍的作用。午觉只需在午时（11—13点）休息30分钟即可，因为这时是"合阳"时间，阳气盛，所以工作效率最高。

其次，睡前减慢呼吸节奏。睡前可以适当静坐、看慢节奏的电视、听低缓的音乐等，使身体逐渐入静，静则生阴，阴盛则寐，最好能躺在床上做几分钟静气功，做到精神内守。

再次，睡前可吃一点养心阴的东西，如冰糖百合莲子羹、小米红枣粥、藕粉或桂圆肉水……因为人睡觉后，心脏仍在辛苦地工作，在五脏中，心脏最辛苦，所以适当地补益心阴将有助于健康。

最后，失眠的病人别忘了睡前用温水泡脚，以促进心肾相交。心肾相交意味着水火相济，对阴阳相合有促进作用，阴阳合抱，睡眠当然达到最佳境界。

五、养生观点、口诀、要领及保健方

丘和明教授认为，养生应该顺应自然，调节生活方式以调养身心。养生口诀方面遵循"四心养神、四适养身、心平身健、形旺神全"，关键要领在于"心平身健，形旺神全"。至于健身延年方剂，丘和明教授认为不必拘泥于一方一法，最重要在于辨证施治，只有恪守规律方能保命全形。

（蓝　海）

第九章　丘和明教授诊治血证用药规律研究

☁ 一、丘和明教授治疗血证用药经验

　　临床以出血为主要表现的病证称为血证，丘和明教授在血证的用药上有其独特的经验。丘和明教授认为[1]血证的诊断与辨证，病位病性是其本。病位包括出血部位及脏腑病位，脏腑病位是中医辨证血证的特色之一。病性即疾病的证候属性。

　　辨析病位主要从以下3个方面入手：首先辨出血部位，其次询问发病先后推测脏腑病位，第三根据经络和官窍理论确定脏腑病位。血证病性分为3类：火热证、虚寒证、血瘀证。治法上主要有清热凉血止血法、降火滋阴止血法、理气益气止血法、和血化瘀止血法四法。临床上，丘和明教授根据不同证型及脏腑经络的不同选择不同用药。如清热凉血法中，在肺宜清肺止血，如清肺饮、清衄饮；在胃宜清胃止血，如泻心汤、清胃散之类；在肝宜清肝泻火、平肝止血，如龙胆泻肝汤、当归龙荟丸等；热在膀胱而尿血用小蓟饮子；热在大肠而便血用地榆散等。病在血分

者，宜凉血分之热，如犀角地黄汤、凉血地黄汤等。

清热滋阴法中，除运用黄芩、黄连、知母、黄柏、龙胆草等苦寒之品泻降实热之火，运用天冬、麦冬、生地黄、熟地黄、沙参、百合、玉竹等甘寒、甘凉之品滋阴以降虚火外，还用玄参降浮游之肾火，用牡蛎、代赭石降升腾之肝火，用白芍敛降脾火，用牛膝引血下行，用童便、人中白敛降各种虚火。对于气逆上冲、血随气逆及气虚不摄、脾不统血所致的血证，常用药有梗壳、郁金、降香、沉香、黄芪、党参、炙甘草、炮姜炭、陈棕炭、煅牡蛎、血余炭。而对于跌打损伤、内伤、瘀血内停等引起的出血，常用药有桃仁、红花、三七、花蕊石、茜草、蒲黄、大黄、牛膝等。一方面当止血，一方面又当祛瘀，但主要在于祛瘀。

此外，丘和明教授重视肝脏在血证治疗中的作用，对于一些用凉血、滋阴、理气、化瘀法治疗效果较差者，或既往伴有严重肝病，或有明显肝病症候的出血性疾病，从肝藏血论治，采用疏肝、清肝、养肝、平肝四法，取得较好的临床效果。以自拟方（柴胡12g，鸡骨草20g，白芍、茵陈、桑叶、生地黄、防风、连翘、巴戟天、女贞子各15g，墨旱莲10g，甘草6g）为基础临证加减。方中柴胡、茵陈、白芍、桑叶、鸡骨草疏肝气、清肝热、养肝血、养肝阴；生地黄养阴生津，凉血养血；女贞子、墨旱莲益肝肾、补阴血；防风、连翘、巴戟天三药配合，补肾祛风，肝肾同源，补肾即可益肝，增强肝藏血之功能，祛风又可宁络，减少络伤血溢；甘草调和诸药。遣方用药，疏中有清，清中寓养，动静结合，刚柔相济，使血得以生、得以藏、得以行，得以用，诸症悉平。

在鼻衄的治疗中，丘和明教授对于肝经有热之鼻衄出血，常选用蓡龙汤治疗。蓡龙汤出自清代费伯雄《医醇賸义》卷二鼻衄。费氏云："鼻衄之证，其平日肺气未伤，只因一时肝火蕴结，骤犯肺穴，火性炎上，逼血上行，故血从鼻出，而不从口出……予自制蓡龙汤一方，专治鼻衄，无不应手而效，数十年历历有验。"方以清泄肝肺之热为主，丘和明教授用以治疗肝火犯肺之鼻衄，常可收到明显疗效。

除辨证治血外，丘和明教授根据出血部位不同，选药亦有沿用之规律。如吐血多用侧柏叶、茜草、藕节、焦栀子，咳血多用黄芩、白茅根，尿血多用蒲黄、小蓟，便血多用槐花、地榆，紫癜多用防风、乌梅、荆芥，眼底出血多用墨旱莲、女贞子等。其他如收敛止血药常随症加用。

🍃 二、丘和明教授治疗再生障碍性贫血用药经验

丘和明教授认为肾精亏虚是再障发病的主要病机，故在治疗上，丘和明教授以补肾填精为大法。遣方用药以左归丸为主方加减。丘和明教授认为其方中八味均为滋补之品，为"纯甘补阴"之剂，在再障的治疗中能起到滋肾阴、益精血、填骨髓的作用。对于出现疲倦乏力、少气懒言、纳呆等脾气亏虚表现者，丘和明教授认为应在补肾填精的基础上佐以温阳益气健脾之法，选用四君子汤及归脾

汤。方中黄芪补气升阳为君；臣以人参补中益气，白术益气健脾，三者合用，大补脾气，使气旺血生，龙眼肉补血养心，当归、酸枣仁补血养心安神；佐以茯苓、远志助龙眼肉宁神定志，木香理气醒脾；炙甘草补益心脾之气，并调和诸药，为佐使。丘和明教授认为归脾汤用于兼有脾气亏虚的再障患者，可健脾益气，使水谷运化有力，气血生化有源，达到以后天之水谷精微滋养先天之肾中精气的作用。

对于"补肾阴与补肾阳"的选择丘和明教授亦有独到的见解。丘和明教授认为适时加入少量温阳药，对再障患者血象的恢复能起到明显的作用。温阳补肾药可鼓动肾中元阳，促进造血功能恢复。且温肾助阳药物可通过鼓动肾阳以温煦脾阳，对于脾气的运化起到辅助作用。因此，在适当的时机，于大剂补阴药中加入少量的温阳药，可获较好效果，但如过早、过度应用温补肾阳之品，则有助火动血之虑。因此在再障治疗的早期，应该以补肾阴为主，而在患者临床症状趋于稳定，出血症状消失后，再适当加入温阳药，则可起到事半功倍的效果。再障常常表现为三系细胞减少，其程度各有不同，以血小板减少为主者，丘和明教授用药常加入滋阴药物；以白细胞减少为主者，兼以补气；以红细胞减少为主者，兼以温阳。

在补阴药中，丘和明教授常使用的药味是制首乌、熟地黄。制首乌能补血养肝，益精固肾，乌须发，强筋骨。《本草纲目》中说："此物气味温苦辛，苦补肾，温补肝，涩能收敛精气，所以能养血益肝，固精益肾，健筋骨，乌髭发，为滋补良药。不寒不燥，功在地黄、天门冬诸药之上。熟地黄为滋阴主药，亦为滋补肝肾之要药。"《本草纲目》中记载熟地黄："填骨髓，长肌肉，生精血。补五脏内伤不足，通血脉，利耳目，黑须发。"除此二者，丘和明教授还运用龟板胶、阿胶、鹿角胶等血肉有情之品，滋补肾精，填精益髓，以期达到促进骨髓生长的作用。

补气药中丘和明教授使用频率较高的药味是党参、山药。党参可补中益气，生津养血，入脾经，《本草从新》中认为党参"主补中益气，和脾胃，除烦渴。中气微弱，用以调补，甚为平妥"。《本草正义》认为党参"力能补脾养胃，健运中气……其尤可贵者，则健脾运而不燥，滋胃阴而不湿，润肺而不犯寒凉，养血而不偏滋腻，鼓舞清阳，振动中气，而无刚燥之弊"。山药既补脾气又益脾阴，归脾肺肾三经，为平补气阴之良药。《神农本草经》言及山药"主伤中，补虚羸，除寒热邪气，长肌肉"。《本草纲目》认为山药能"益肾气，健脾胃"。在再障的治疗过程中，丘和明教授重视脾胃的作用，在补肾填精的同时健运脾胃，使后天之水谷精微能滋养先天肾阴肾阳，以期能更好地达到补骨生髓的作用。

温阳药中丘和明教授常选用巴戟天、补骨脂等药味。巴戟天味甘、辛，性微温，归肾、肝经，具有补肾阳、强筋骨、祛风湿的作用。《本草经疏》认为："邪之所凑，其气必虚，巴戟天性能补助元阳，而兼散邪，况真元得补，邪安所留，此所以愈大风邪气也。主阴痿不起，强筋骨，安五脏，补中增志益气者，是脾、肾二经得所养，而诸虚自愈矣。"《本草汇》又言："巴戟天，为肾经血分之药，盖补助元阳则胃气滋长，诸虚自退。"《本草新编》认为"巴戟天，正汤剂之妙药，温而不热，健脾开胃，既益元阳，复填阴水，真接续之利器，有近效而又有速功"。《本草求真》同样认为巴戟天"能治五痨七伤，强阴益精"。补骨脂味辛、苦，性温，归肾、脾经。《本草纲目》记载"破故纸收敛神明，能使心胞之火与命门之火相通，故元阳坚固，骨髓充实"。《本草经疏》认为："补骨脂，能暖水脏，阴中生阳，壮火益土之要药也。其主五劳七伤，盖缘劳伤之病，多起于脾肾两虚，以其能暖水脏、补火以生土，则肾中真阳之气得补而上升，则能腐熟水谷、蒸糟粕而化精微，脾气散精上归于肺，以荣养乎五脏，故主五脏之劳，七情之伤所生病。"

现代研究表明巴戟天对粒系细胞的生长有促进作用，能提高大鼠幼鼠血中的白细胞数[2]，能拮抗小鼠血中白细胞的下降，促进造血干细胞的增殖和分化，升高血浆中红细胞和白细胞的数目[3]。尹永英[4]的研究提示巴戟天能促进造血干细胞增殖，且能诱导定向分化，具有类生长因子和协同生长因子作用。补骨脂对于粒系细胞的生长也同样具有促进作用。

再生障碍性患者常表现为出血，在对症止血治疗中，丘和明教授常选用茜草、仙鹤草等活血止血药。丘和明教授在唐容川《血证论》的治血四法的基础上认为"离经之血即为瘀血"，因此在止血的同时应该兼顾祛瘀。在止血药的选择上，常常选用活血止血药，以达到止血而不留瘀的目的。

三、岭南道地药材的使用

地菍：地菍为野牡丹科植物地菍的全草，又名山地菍、地葡萄、金头石榴、铺地锦、落地菍、地茄等。分布于广西、广东、湖南、江苏、浙江、福建、贵州等地区。其味甘、涩，性凉，归肝、脾、肺经，具有活血、止血、利湿、解毒之功效。临床用于治疗痛经、难产、产后腹痛、胞衣不下、崩漏、白带、咳嗽、吐血、痢疾、黄疸；淋痛、久疟、风湿痛、牙痛、瘰疬、疝气、跌打损伤、毒蛇咬伤等病症。《植物名实图考》中提及其可"治劳损"。《岭南采药录》中说地菍可"治产后腹痛，赤白痢"。《闽东本草》记载："地菍能止血活血，解毒消疝。治痛经，崩带，血痢，痔瘘，风疹，疝气。"周添浓[5]通过家兔试验证明地菍注射液能显著增加家兔的血小板含量，减少凝血酶原时间，对出血时间和凝血时间都有明显缩短作用，具有显著的止血效果。因血液系统疾病患者病程较长，久病必瘀，故丘和明教授常使用地菍作为活血治血药物，以期止血不留瘀、活血不动血。

龙脷叶：又名龙舌叶、龙味叶、牛耳叶，性味甘、淡、平，归肺、胃、经，具有润肺止咳、通便之功效，主治肺燥咳嗽、咽痛失音、大便秘结等症。龙脷叶来源于大戟科守宫木属植物龙脷叶，分布于广西、广东、海南等地，越南北部、马来半岛也有栽培。《岭南采药录》记载："以龙脷叶猪肉汤食之，可治疗痰火咳嗽。"《陆川本草》记载龙脷叶可"清肺，治肺热咳嗽"。《南宁市药物志》载："龙脷叶止痰火咳嗽哮喘，治内伤肺痨失音、喉痛。"现代医学研究认为龙脷叶具有抗菌、抗炎及镇痛作用[6-8]。龙脷叶药性平和，对于血液系统疾病正虚邪恋证的燥咳，丘和明教授常用龙脷叶以润肺止咳，祛邪而不伤正气。

　　仙鹤草：常用名为脱力草、龙芽草、石打穿、狼牙草等。始载于《本草图经》，为蔷薇科多年生草本植物龙芽草的干燥地上部分，味苦、涩，性平，归肺、肝、脾经，具有收敛止血、补虚、止痢、杀虫的功效。《滇南本草》记载仙鹤草可"治妇人月经或前或后，赤白带下，面寒腹痛，日久赤白血痢"。又如《生草药性备要》云："理跌打伤，止血，散疮毒。"《百草镜》曰："下气活血，理百病，散痞满；跌扑吐血，血崩，痢，肠风下血。"

　　现代研究表明，仙鹤草水提物可能通过抑制内源途径凝血因子活性而抑制血液凝固，也可能通过促进外源凝血途径活化并增高血液黏度而有止血作用。[9]此外，仙鹤草不论是单方或是复方，对肿瘤都有较好的疗效，尤其是在抑制瘤体增殖、改善临床症状、提高生存质量、防止复发转移，以及提高机体免疫功能方面，均有明显的效果。李鹏等[10]发现仙鹤草酚能有效抑制K562白血病细胞的活性，增加其凋亡率，并且对正常造血细胞几乎没有抑制。高凯民[11]等通过实验发现仙鹤草可能通过促进细胞凋亡达到抑制肿瘤细胞增殖的目的。

四、丘和明教授常用药对

1. 仙鹤草、地苓

仙鹤草味苦、涩，性平，归肝、脾、肺经，具有收敛止血、补虚的功效。地苓性味甘、涩，性凉，归肝、脾、肺经，具有活血止血之功效。两相配伍，止血而不留瘀，行血而不动血，既能收敛止血，又能行血化瘀。

2. 人参叶、枇杷叶、龙脷叶

人参叶入肺、胃经，性味苦泄、甘润而寒，能清热润燥、益气生津；枇杷叶归肺、胃经，性微寒，味苦、辛，既能降气化痰，又能清肺止咳；龙脷叶入肺经，性甘、平，味淡，功能清肺化痰止咳。三药均为植物叶，其性轻清上扬，且均归肺胃二经，易达肺家及咽喉。相伍后清化相配，润降相合，为治肺家咳嗽之良药。

3. 鹿角胶、龟板胶

鹿角胶性味甘平。功能补肾阳，生精血。《本经逢原》有云："鹿角胶益阳补肾，强精活血，总不出通督脉补命门之用，但胶力稍缓，不能如茸之力峻耳。"《本经》又言："（鹿角胶）主伤中劳绝，腰痛羸瘦，补中益气。"龟板胶性味咸甘平。功能滋阴潜阳，益肾健骨。龟板胶益肾阴而通任脉，能滋阴潜阳、补血止血；鹿角胶则助肾阳而补督脉，能温肾助阳、生精补髓。二药均为血肉有情之品，合用可补阴助阳，且胶状物药性平和，丘和明教授用以治疗阴阳两虚之慢性再生障碍性贫血，以收缓补之力。

4. 菟丝子、枸杞子

菟丝子性味辛甘平，入肝肾经，《本草汇言》云："菟丝子，补肾养肝、温脾助胃之药也。但补而不峻，温而不燥，故入肾经，虚可以补，实可以利，寒可以温，热可以凉，湿可以燥，燥可以润。"又如《本经逢原》所言"其功专于益精髓"。枸杞子性味甘平，入肝、肾经，《本草经疏》有言："枸杞子，润而滋补，兼能退热，而专于补肾、润肺、生津、益气，为肝肾真阴不足、劳乏内热补益之要药。"二药同用，平补肾中之阴阳，补而不腻。丘和明教授多用以治疗再生障碍性贫血之肾精不足证。

参 考 文 献

[1]张荣华. 丘和明教授诊治血证经验[J]. 新中医，1998，30（2）：12-14.

[2]麻柔. 成对和单味中药对造血细胞的作用[J]. 中西医结合杂志，1984，4（9）：533-535.

[3]乔智胜，吴焕，苏中武，等. 巴戟天、鄂西巴戟天和川巴戟药理活性的比较[J]. 中西医结合杂志，1991，11（7）：415-417.

[4]尹永英. 巴戟天对脐血CD34+细胞体外扩增的影响[J]. 现代预防医学，2006，33（8）：1351-1352.

[5]周添浓. 地苍注射液对家兔血液的影响[J]. 广州中医

学院学报，1995，12（1）：40-41.

[6]林慧，林斌. 龙利叶抗过敏作用的实验研究[J]. 海峡药学，2011，23（4）：23-24.

[7]甄汉深，刘蓉，丘琴，等. 龙利叶抗炎镇痛作用研究[J]. 中国实验方剂学杂志，2013，19（9）：270-273.

[8]黄燕，谭建宁，马雯芳. 龙脷叶提取物体外抑菌活性初步研究[J]. 大众科技，2014（2）：68-70.

[9]费鲜明，陈艳，吴万飞，等. 仙鹤草水提物体外对血小板聚集、凝血功能及血液流变学的影响[J]. 中国临床药理学与治疗学，2013，18（1）：10-16.

[10]李鹏，尹雅玲，李嘉，等. 仙鹤草酚对K562白血病细胞的抑制作用[J]. 安徽农业科学，2011，39（22）：13417-13418.

[11]高凯民，周玲，陈金英，等. 仙鹤草煎剂对HL-60细胞的体外诱导凋亡作用[J]. 中药材，2000，23（9）：561-562.

（胡曦月）